Inès Keerl & Karin Lichtenstein

PAUSENBROT RELOADED 4

Der ultimative Familen-Snack-Timer mit 175 Ideen für eine gesunde Ernährung deiner Kinder in Kita und Schule – Mai-Juni-Juli

INHALTSVERZEICHNIS

Unser Buch soll Dir dabei helfen, das Leben Deiner Kinder noch besser zu machen. Bevor es aber um Deine Kids geht, wollen wir uns Dir ganz persönlich widmen und Dir nicht nur für den Kauf unseres Buches danken, sondern Dir auch etwas, dass uns selbst das Leben erleichtert hat, schenken.

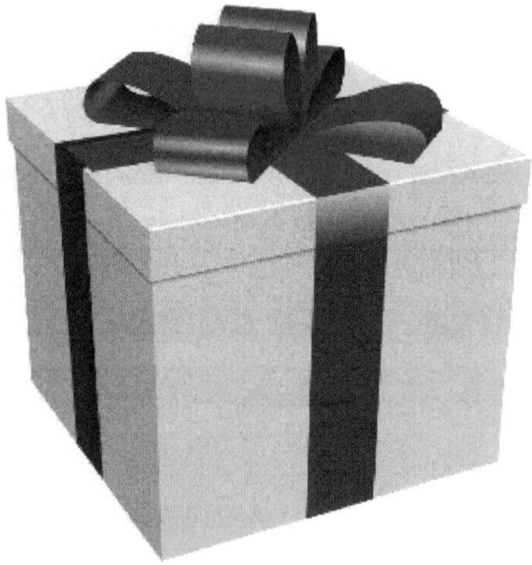

Um Dein Geschenk zu erhalten, gehe auf den folgenden Link:

http://bit.ly/bonus-buch4

WICHTIG

Im Buch gibt es immer wieder praktische Links und Tipps. Alle Tipps und Links haben wir hier auch noch einmal übersichtlich für Dich zusammengefasst.

http://bit.ly/bonus-buch4

Mamas 1. Schulfach zur 0. Stunde

Gedanken zur Entstehung unserer Buchreihe Pausenbrot Reloaded-Reihe

Früh beginnt es – das so wichtige erste Schulfach. Für Schulkinder nur manchmal, für Mütter immer – und zwar in der nullten Stunde. Der Stunde also, die vor allen Anderen beginnt. In dieser Stunde sorgt man sich als Mama neben dem Aufstehen, Anziehen, Frühstück machen, Zähne putzen, u.s.w. auch um das Pausenbrot. Und wir tun dies nicht nur hin und wieder, nein, wir machen es Tag für Tag, Woche für Woche, Jahr für Jahr, so lange unsere Kinder in die Schule gehen.

Trotz des Zeitdrucks am Morgen versuchen wir die Brotdose liebevoll zu füllen.

Leider aber landet das Pausenbrot – wie altmodisch und langweilig das Wort schon klingt – sehr oft nicht dort wo es eigentlich hingehört, nämlich in den hungrigen Magen unseres Kindes! Nein, unser Kind zieht es vor, die Schnitte in der Schule zu tauschen, halb aufgegessen nach Hause zu bringen oder es in der Schule zu „entsorgen“ und in der Schulmensa einen Riegel zu kaufen.

Das Pausenbrot gilt als altbacken und nicht wie Fastfood als cool, modern und angesagt.

Dem Pausenbrot fehlt das Lebensgefühl von Freiheit und Lässigkeit. Machen wir es also wieder salonfähig, das Pausenbrot unserer Kinder! Dabei gibt es so viele Möglichkeiten, aus dem scheinbar veralteten und zuweilen an den Rand der Bedeutungslosigkeit gedrängten Pausenbrotes leckere, gesunde und trotzdem keineswegs teure Snacks zuzubereiten.

Aber wie?

Da wir als Mütter vor dem gleichen Problem standen, haben wir uns zunächst folgende Fragen gestellt:

- Nutzen wir die unendliche Vielfalt an Lebensmitteln, die uns heute zur Verfügung stehen, voll aus?
- Nehmen wir saisonale und regionale Produkte?

- Versuchen wir das Essen am Abend und am Wochenende so zu gestalten, dass für das Pausenbrot am nächsten Tag etwas übrig bleibt und wir damit Zeit sparen?
- Können wir etwas schon am Abend vorbereiten, um Stress am Morgen zu vermeiden?
- Binden wir die Kinder mit ein?
- Stellen wir uns der Herausforderung, Ernährung zum 1. Schulfach zu machen und zu einem selbstverständlichen Thema in der Familie?
- Mahnen wir: „Vergiss dein Pausenbrot nicht!“ oder locken wir mit: „Dein FoodPackage is ready“.

Ist ohne von den Kindern akzeptiertes Essen, das Kraft und Energie gibt, überhaupt Spaß am Lernen möglich?

Wir sind all diesen Fragen nachgegangen und haben Lösungen für uns gefunden. Daraus entstand die **PAUSENBROT RELOADED** Reihe, das Food Konzept oder wie wir es auch gerne nennen, eine „Reise“ für jeden Schultag in unsere neue Pausenbrotwelt mit neuen Ideen, mit **SNACK PREPS** und **FOOD PACKAGES** und mit lustigen und lehrreichen Tipps und kleinen Anekdoten. Wir wünschen euch und euren Kindern viel Spaß damit.

Gewidmet unseren Söhnen, die dieses

Buch erst möglich gemacht haben.

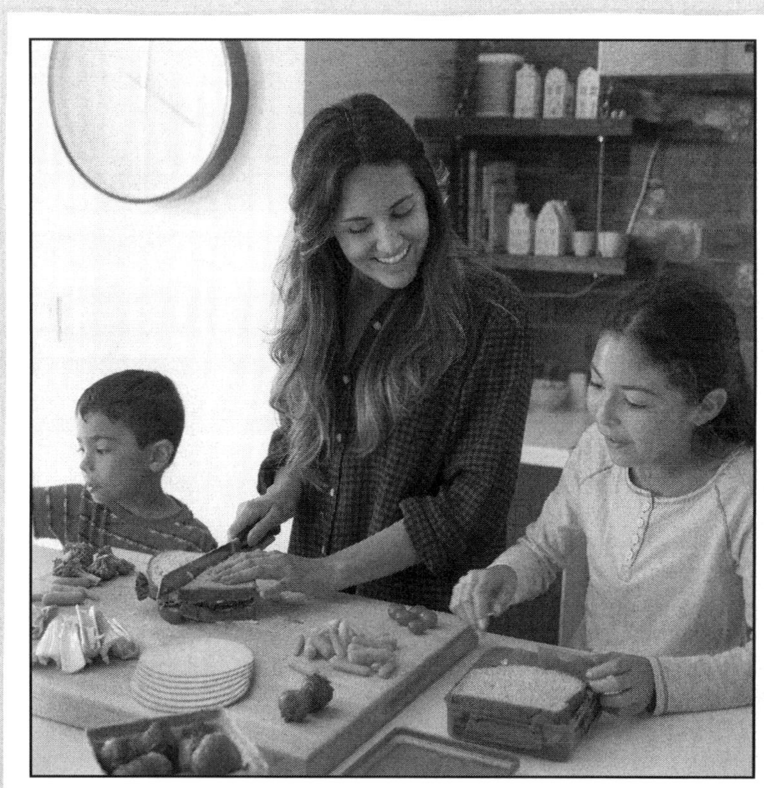

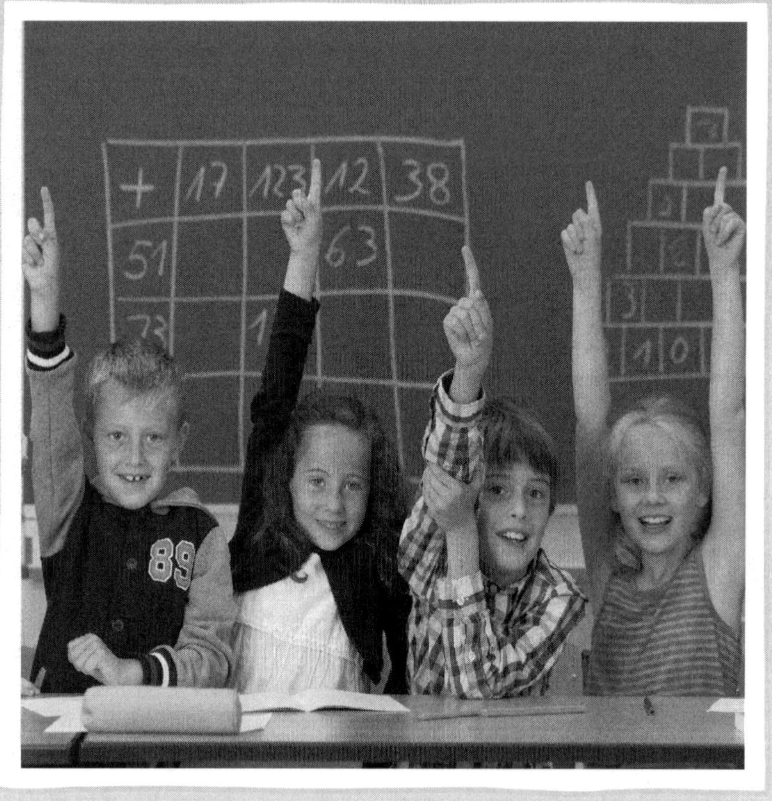
+
17
12
38
51
63
89

Warum das Pausenbrot so wichtig ist und wir es „reloaden“

Es wird viel über die richtige Ernährung von Schulkindern gesagt, geschrieben und diskutiert. Als Eltern sollen wir dies und das beachten und dies und das lassen. Begriffe wie Vital-, Ballast- und Mineralstoffe, Kohlenhydrate, Kalzium, Eisen fliegen uns besorgten und engagierten Müttern und Vätern um die Ohren.

Was ist richtig? Was ist falsch? Wie mache ich es am besten? Wie überzeuge ich mein Kind von gesundem Essen? Wie kann ich mein Kind erfolgreich von Burgern, Riegeln, Chips, Zucker, Fett und sonstigen „hippen“ Lebensmitteln fern halten? Vor allem aber: wie schaffe ich es, dies auch im für mich stressigen Alltag mit viel zu wenig Zeit zu bewerkstelligen?

Eine entscheidende Komponente des täglichen Essens ist dabei das sogenannte Pausenbrot. Völlig unterschätzt in seiner Bedeutung, denn – was viele sich nicht vor Augen führen - es verbindet unser Zuhause mit dem täglichen Leben in der Schule und wird allzu häufig stiefmütterlich behandelt.

Unsere Kinder gehen in der Regel zwischen 9 – 12 Jahren je nach Schulabschluss, in die Schule, also im Alter von 6 – 18 Jahren. Es ist eine entscheidend prägende Zeit, physisch wie psychisch. In dieser Zeit wachsen sie nicht nur zu jungen Erwachsenen heran, in dieser Zeit werden die Grundsteine für ihr späteres Leben gelegt. Dafür brauchen sie Energie und Kraft. Eine Voraussetzung dafür ist die richtige Ernährung, die Körper und Geist optimal versorgt.

Dabei spielt das Pausenbrot eine wichtige Rolle.

Eine Mutter oder ein Vater schmiert pro Tag pro Kind zwei Schnitten oder Stullen. Zwei Mal fünf Tage die Woche sind 10 Pausenbrote in der Woche. Bei durchschnittlich 40 Wochen Schule pro Jahr macht dies bereits 400 Pausenbrote jährlich. Geht unser Kind 12 Jahre zur Schule, sind dies 4.800 Brote pro Kind. Bei zwei Kindern sind es 9.600 Stullen, bei drei Kindern sind wir dann bei unbeschreiblichen 14.400 Pausenbroten.

Diese Zahlen sagen nicht nur etwas über die Mühen der Mütter und Väter aus, diese täglich zuzubereiten, sondern vor allem auch über das Ausmaß des täglichen Einflusses, dass das völlig unterschätzte Pausenbrot auf unsere Ernährungsgewohnheiten hat. Wir wachsen damit buchstäblich auf. Es bestimmt als ein Baustein unsere aktuellen, aber vor allem unsere späteren lebenslangen Essgewohnheiten.

Das Pausenbrot ist **die Chance** für uns Eltern, unseren Kindern täglich gesunde Ernährung in die Schule mitzugeben. Deswegen sollte es abwechslungsreich, bunt und mit frischen Ideen daherkommen.

Nur mit dem mitgegebenen Essen von zu Hause haben wir unmittelbaren Einfluss auf Inhalt und Qualität des Pausenbrotes. Wir verlassen uns nicht auf die Snacks und Fertigprodukte aus dem Supermarkt und nicht auf das Schulessen. Wir machen es selber. Das ist auch keine Frage des Geldes. Selbstgemacht ist preiswerter als gekauft. Es ist eine Frage von Organisation, Zeitmanagement und einfach vielen guten Ideen.

Hier kommt der Pausenbrot-Reloaded-Planner ins Spiel. Wir haben FOOD-PACKAGE-Ideen für jeden Tag entwickelt, damit ihr aus einem Aschenputtel-Pausenbrot ein Cinderella-Sandwich zaubert, jeden Tag neu. Und zwar mit und aus „puren" Lebensmitteln.

Pausenbrot Reloaded ist kein Rezept- geschweige denn ein Kochbuch. Es ist ein Pausenbrot Reloaded ist kein Rezept- geschweige denn ein Kochbuch. Es ist ein praktischer, übersichtlicher Leitfaden, ein Feuerwerk an Ideen, was Mütter und Väter Kindern in die Schule mitgeben können. Von Montag bis Freitag, rund ums Jahr. Denn unsere **FOOD-PACKAGES** gehen mit dem **Rhythmus der Jahreszeiten**. **Früchte und Gemüse** stehen vor allem dann „im" Plan, wenn Erntezeit ist, z.B. Rhabarber im Mai, Erdbeeren im Juni und Kirschen im Juli.

Die Vorschläge können ganz übernommen oder einzelne Ideen herausgesucht, abgewandelt oder variiert werden, je nachdem was im Kühlschrank ist. Der hier vorliegende Teil 4 der Pausenbrot Reloaded Reihe begleitet euch von Mai bis Juli, den wunderbaren Monaten, bei dem wir wieder aus heimischem Obst und Gemüse aus den Vollen schöpfen können.

Mit Band 4 endet unsere Pausenbrot Reloaded Reihe rund um das Schuljahr und wir hoffen, Euch viele wunderbare Anregungen gegeben zu haben.

Und wenn im Juli oder August das neue Schuljahr beginnt, greift einfach wieder zu Pausenbrot Reloaded 1 – August – September – Oktober und beginnt von vorne.....

Das ABC von Pausenbrot Reloaded - Bei uns ist kein Tag wie der andere

FFür jede Schulwoche findet ihr von montags bis freitags, täglich wechselnde Vorschläge für die LunchBox eurer Kinder. Ein **FOOD PACKAGE** besteht dabei immer aus 4 Komponenten.

Die Basics dafür sind variabel:

- Brot
- Obst/Gemüse
- Milch-/pflanzliche Produkte und
- einem Getränk

unter Berücksichtigung

- verschiedener „Brotsorten“: von Roggenvollkorn über Zwiebelbrot, Bagels, Wraps, Fladenbrot, Baguette, Pumpernickel bis hin zu Pita oder Laugenzopf,
- der verschiedenen Geschmäcker: daher gibt es bei uns fleischige, „fischige“, vegetarische und vegane Vorschläge,
- von frischem Obst und Gemüse: von „pur“ über Smoothies, Mixes bis zu kleinen Salaten,
- von Milch-, Nuss- und pflanzlichen Produkten: von Quark über Kefir bis Soja, Mandel und Lupinen, von saisonalen Produkten und von „einfachen“, nicht zusammengesetzten Lebensmitteln (selber machen).

Weiterhin stellen wir euch rund um unsere täglichen Food Packages **Hintergrundinformationen und Wissenswertes** zu den Bestandteilen unserer Snacks vor, erzählen euch Geschichten und verraten Besonderheiten über die Lebensmittel. Als i-Tüpfelchen möchten wir mit Pausenbrot Reloaded das tägliche Abendessen in der Familie und das gemeinsame Essen am Wochenende inspirieren und gute und gesunde Ernährung zum Thema innerhalb der Familie machen. Dafür geben wir Tipps zu Familienabendessen in der Woche und/oder für das Wochenende. Bindet eure Kinder altersgemäß mit in die Vorbereitungen ein! So lernen sie spielerisch. Esst zusammen und redet über euren Tag! Essen in der Familie ist wertvoller und schweißt mehr zusammen, als wir manchmal denken. Was am Vorabend zubereitet werden kann oder vom Abend- oder Wochenendessen übrig bleibt, wird automatisch der **SNACK-PREP** für den nächsten Schultag. Damit spart ihr Zeit am Morgen und verwertet eure Lebensmittel optimal.

Die Basics oder was man in der kalten Küche alles essen kann

Brot – immer!

Brot hat Eigengeschmack. Probiert verschiedene Brotsorten – mal Hafer, Roggen, Dinkel, Buchweizen, Hirse, Gerste, etc.! Testet verschiedene Ölsaaten - Sesam, Kürbis, um nur zwei Beispiele zu nennen, oder Brot mit Nüssen oder mit verschiedenen Kräutern, oder, oder, oder...

Favorisiert, wenn möglich Vollkorn, hier steckt das ganze Korn im Brot. Gerade die Schale enthält einen Großteil der im Getreide enthaltenen wertvollen Mineralstoffe, Öle, Ballaststoffe und Vitamine. Vollkornbrot macht auch länger satt und liefert wichtige Energie, die der Körper braucht!

Neben den vielen Sorten dunklem Brot sollten auch Fladenbrot, Bagels, Wraps, Pitabrot, Körnerbrötchen, Baguette, Vollkornsandwiches und was es noch alles gibt probiert werden. Abwechslung ist das Wichtigste!

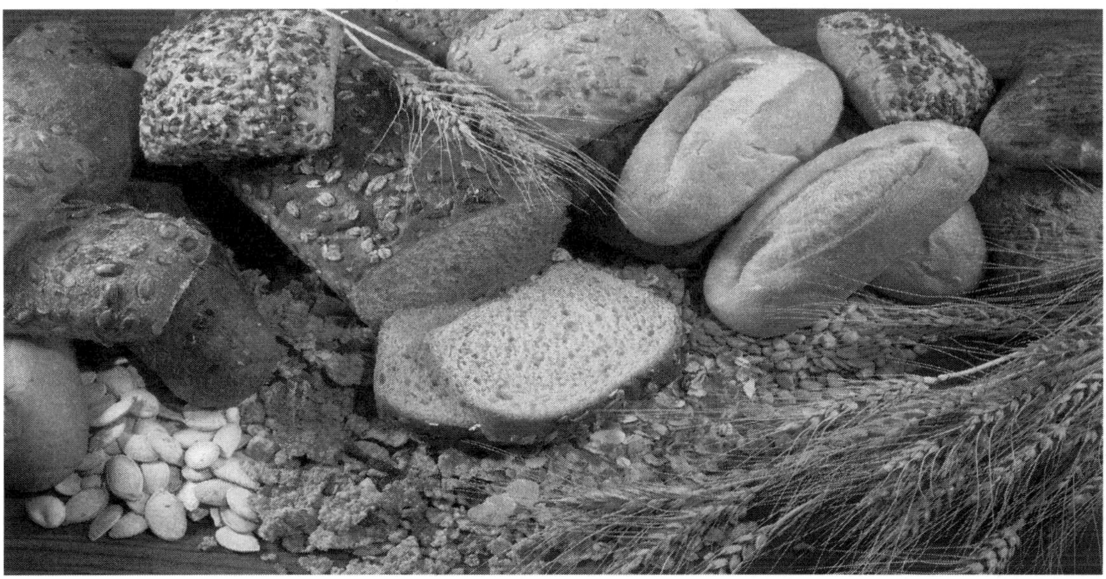

Butter – kann, muss nicht!

Die gute alte Butter kann durch Quark oder Frischkäse ersetzt werden, aber auch durch Tomatenmark, Senf, Meerrettich, Humus oder vegane Varianten.

Wurst, Fisch, Käse – was denn nun?

Beläge für Brot sind vielfältig. Wir können zwischen Käsesorten, Wurst oder Schinken und/oder vegetarischen und veganen Varianten des Schulbrotbelages wählen. Gekörnter Frischkäse mit Senfgurken oder geraspeltem Rettich sind Beispiele für optimale Alternativen.

Gemüse – nur nicht das Wort laut aussprechen!

Gemüse hat bei Kindern einen schlechten Ruf. Das ist auch kein Wunder, denn meist wird es zerkocht und schmeckt dann nicht mehr. Probiert doch mal verschiedene Zubereitungsformen bei Gemüse aus und reicht dazu einen Dip, z.B. Kohlrabisticks in Pommesform mit Currydip. Oder zaubert mit einem Spiralschneider Möhrenspaghetti, würzt sie mit einem Spritzer Sojasauce und bestreut sie mit Sesamkernen oder einer Asia-Gewürzmischung. Überhaupt sind Mixe – wie wir die „kleinen Salate" nennen - für Gemüse wie gemacht. Tomaten werden mit Mozzarellakugeln und einem Spritzer Balsamico gemischt, viel lieber gegessen. Und eine Mischung aus Radieschen, saurer und grüner Gurke mit Käsewürfeln und einem Spritzer Essig ist schnell gemacht und super lecker. Just simple.

Salat – auf alle Fälle!

Salatblätter machen jede Schnitte zum „frischen" Sandwich. Ob grüner Kopfsalat, Rucola, Feldsalat, Endiviensalat oder Lollo Rosso. Saftig, gesund und lecker.

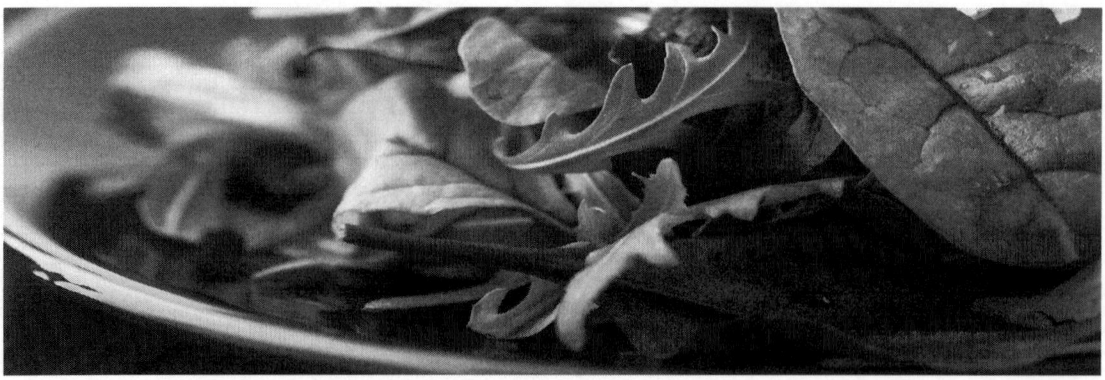

Kräuter und Gewürze – immer gut für Überraschungen!

Mit frischen Kräutern, wie z.B. Kresse oder Basilikum, oder Sprossen, z.B. Radieschen- oder Brokkolisprossen, könnt ihr Farbe und abwechslungsreichen Geschmack in Pausenbrote bringen. Das gleiche gilt für Gewürze und Gewürzmischungen.

Obst – ohne geht es nicht!

Es muss nicht bei dem grünen Apfel oder der einfachen Banane bleiben. Obst ist so vielfältig, von A wie Aprikosen, über alle Sorten von Beeren, hin zu Kiwis, Mangos, Melonen und Zitrusfrüchten. Pur, als Obstsalat, in Joghurt mit Honig verrührt oder einfach nur mit Zimt und Zucker bestreut. Saisonal frisch oder gefrostet ist Obst ideal auch für Shakes und Smoothies, die man leicht mit in die Schule geben kann.

Milch, Quark, Joghurt und Co. – nicht nur von der Kuh!

Milch ist nicht nur Kuhmilch. Milch ist auch Ziegenmilch, Büffelmilch, Buttermilch, aber auch die Grundlage für Quark, Joghurt, Kefir, Skyr... Milchige Alternativen, wie Soja- und Mandelwasser, Reismilch aber auch sogenanntes Nusswasser aus Macadamia- oder Haselnüssen schmecken super in Shakes, zum Beispiel mit Banane und Ahornsirup.

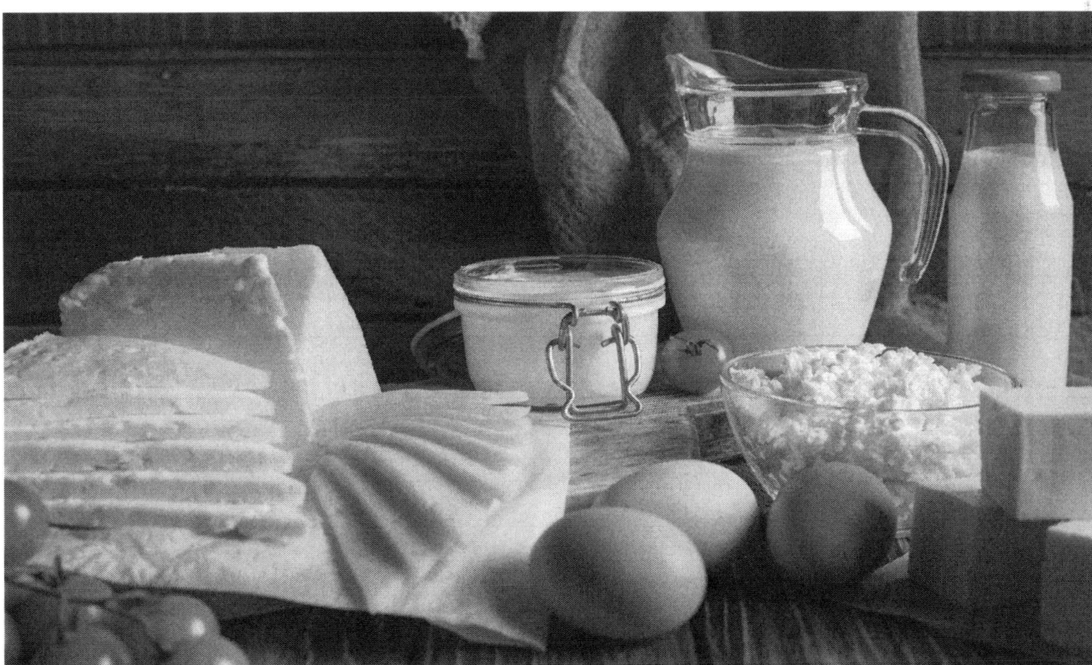

Körner, Nüsse, Trockenfrüchte – die Energiebomben!

Sonnenblumenkerne, Leinsaat oder Kürbiskerne. Wal-, Hasel- oder Erdnüsse, aber auch Mandeln oder Trockenfrüchte machen Mixes oder Desserts zu hochwertigen Energiebomben. Schmecken aber auch einfach so pur auf die Hand.

Und vergessen wir nicht die Vielfalt an Haferflocken, Gerstenflocken, Mehrkornflocken, aus denen wir ein Müsli oder Overnight Oates machen können.

SNACK-PREPS – unser Favorit!

Sie machen jeder Mama das Leben leichter. Wir nutzen die Abend- und Wochenendessen, kochen und/oder backen ein „bisschen" mehr und geben es am nächsten Tag mit in die Schule. Zum Beispiel eine Frikadelle aufs Brot, die roten Linsen im Wrap oder der Pfannkuchen mit Blaubeeren der am nächsten Tag noch genauso oder gar besser schmeckt.

Trinken – wenn man Durst bekommt, ist es schon zu spät!

Auch hier empfehlen wir verschiedene Varianten und bieten jeden Tag ein anderes, schnell selbst zu mixendes Getränk an. Wasser, Schorlen, warme und kalte Tees, Vitaminwasser und sogar einmal eine Cola. Nichts verbieten und alles versuchen.

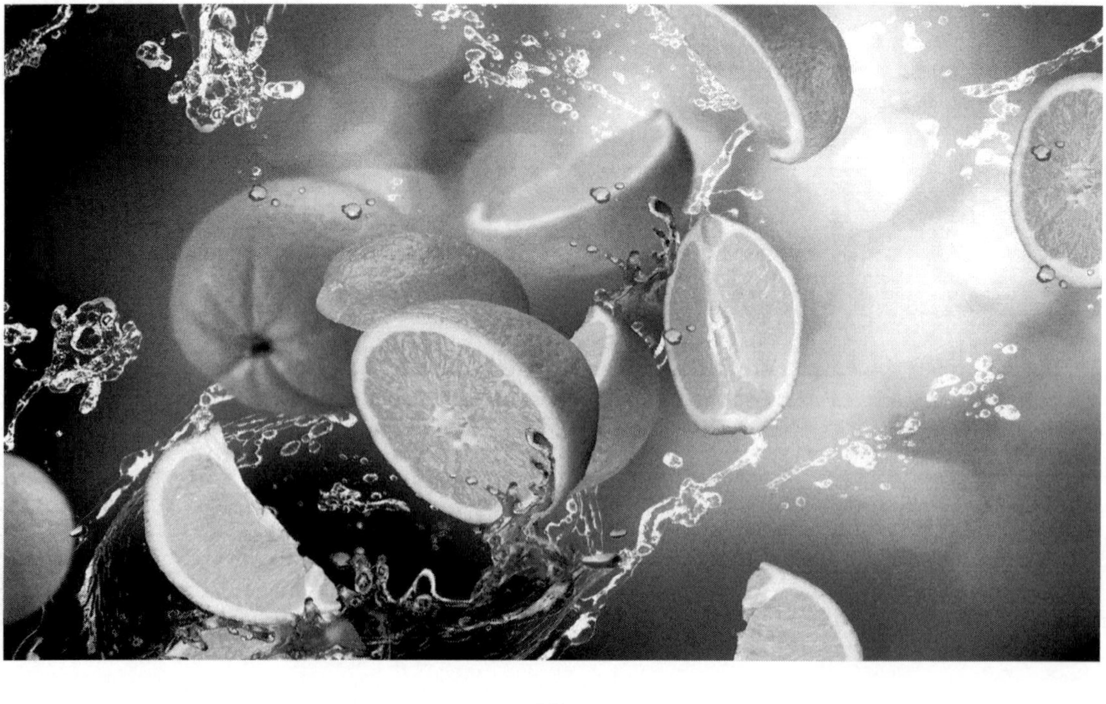

Darbietung und Verpackung

Ob klassische Bento, Yumbox oder coole LunchBag; in 12 Jahren Schulzeit ändert sich doch so einiges bei Menge, Auswahl und Komposition der Lebensmittel in der Brotbox.

Zu Beginn der Schulzeit freuen sich die Kleinen über Gurkenscheiben in Herzchen-form, Käsewürfel mit zwei Augen aus Heidelbeeren oder über eine Banane mit aufgemalten Lachmund. Die Lunchboxen zu füllen macht riesigen Spaß. Man kann viel ausprobieren, um sie lustig und interessant für die Kinder zu machen. Dafür gibt es tolles Zubehör:

Ausstecher sind praktisch, um dem Brot mal eine andere Form zu geben. Silikonformen in den unterschiedlichsten Farben eignen sich perfekt, um die jeweiligen Fächer der Boxen bei Bedarf noch einmal zu teilen. Süße Foodpicker mit Herzchen, Augen oder Sternen gibt es in vielen verschiedenen Farben und mit Eierformern kann man auf gekochten Eiern süße Tiergesichter aufdrücken.

Je größer die Kinder werden, umso peinlicher wird jedoch dieser niedliche Gruß der Mama, sowie der obligatorische Abschiedskuss vor der Schule.

Die Lunchbox sollte daher „mit dem Alter gehen“. Viele „größere“ Schulkinder bevorzugen moderne Lunchbags, in die das Essen gestellt und/oder gelegt wird. Die Sandwiches kommen dann am besten in Papiertüten. Schraubgläser eignen sich für die Salate und Desserts.

Ab einem gewissen Alter sollte man auch die Lebensmittel „pur“ präsentieren. Eine Brotscheibe ist kein Känguru, sondern eine Brotscheibe. Ein Apfel hat auch keine Augen aufgeklebt und ist auch nicht kariert. Er ist ein Apfel: rot oder grün oder gelb, rund und saftig, so wie ihn die Natur geschaffen hat. Haben unsere Kinder, als sie klein waren, den „spielerischen“ Umgang mit Lebensmitteln gelernt, um „alles mal zu probieren“, sollten sie nun lernen, Form, Farbe und Konsistenz von Lebensmitteln erkennen zu können.

Probiere einfach aus, wie es für dich und dein Kind am besten ist.

Gutes Gelingen und immer leere Brotdosen und Lunchbags!

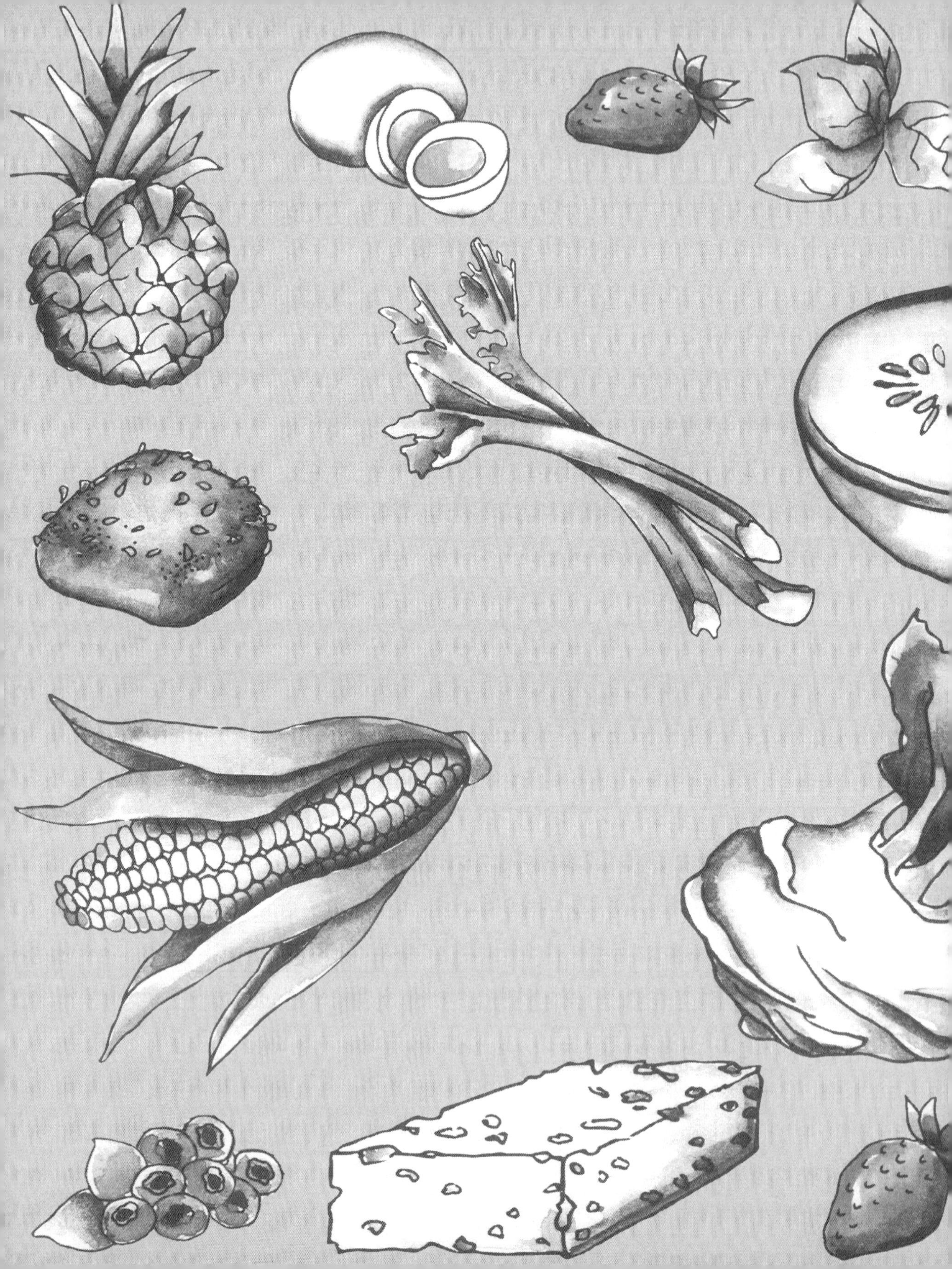

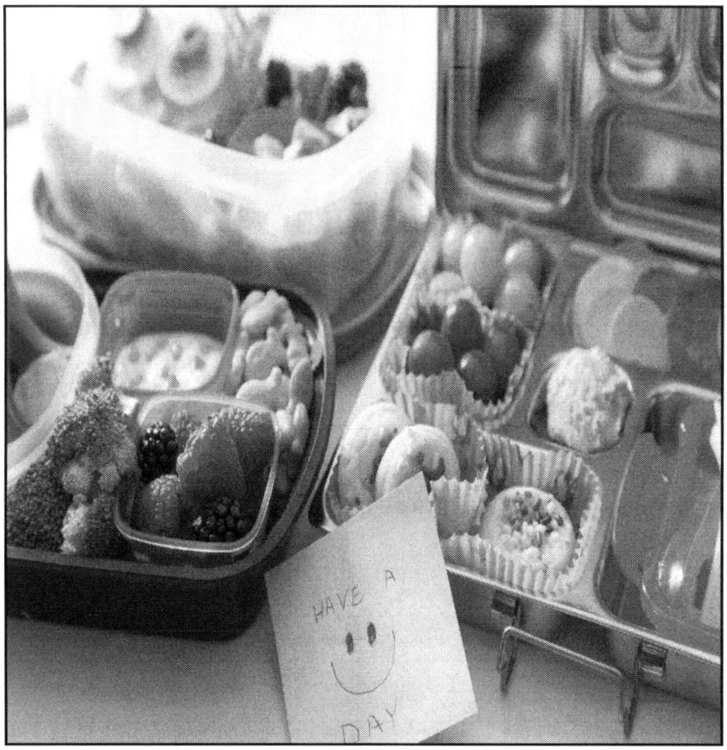

FOOD PACKAGES

MAI • JUNI • JULI

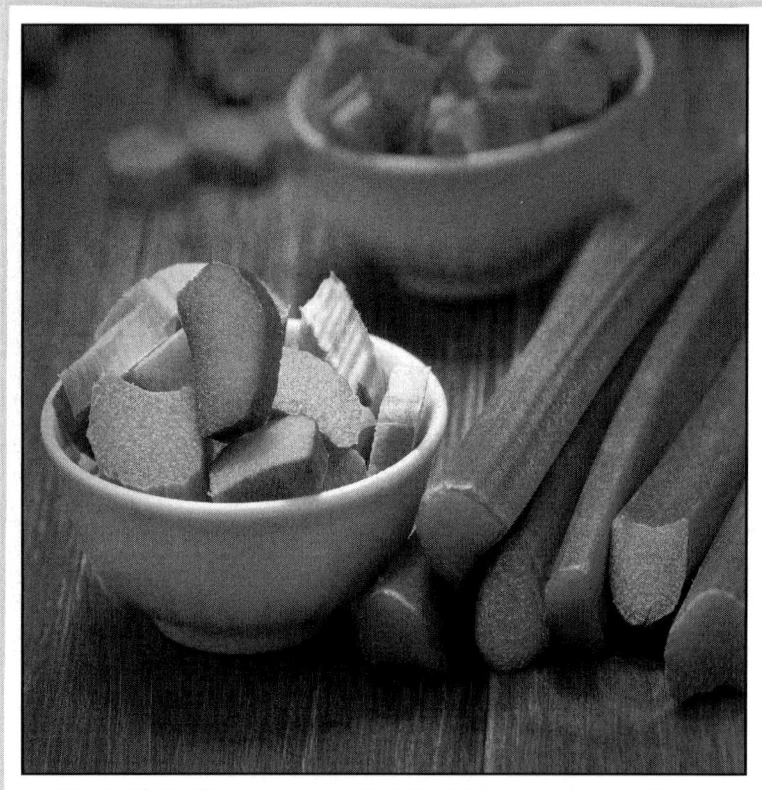

MAI

Mit dem Wonnemonat Mai starten wir den vierten Teil unserer Pausenbrot Reloaded Reihe. Wir eilen mit großen Schritten auf das Schuljahresende zu und unsere Kinder brauchen noch einmal viel Energie. Denn erfahrungsgemäß ziehen sich die letzten Wochen bis zur Versetzung und kosten manchmal viel Kraft, Nerven und Fleiß.

Unsere Kinder brauchen ausgewogenes Essen, um gut durch den Tag zu kommen. Das fällt im Mai nicht schwer. **Endlich beginnt die Erdbeerernte!** Auch frische Kräuter, Salat- und Gemüsesorten warten auf unsere Ideen: Kohlrabi, **Mairübchen, Frühlingszwiebeln, frischer Dill, immer noch Spargel und Rhabarber.**

Unsere Vorschläge begleiten dich und dein Kind in gewohnter Weise.

Viel Freude beim Zubereiten der Lunchboxen, gemäß dem Motto: Alles neu macht der Mai!

WOCHE 1

MONTAG

Kleiner runder Pumpernickel • Kohlrabi • Erdbeer-Quark • Bio-Zitronenwasser

DIENSTAG

Nussbrot mit gekochtem Schinken • Mairübchen • Obst-Mandel-Mix • Apfelsaftschorle

MITTWOCH

Cheddarkäse-Brot • Dill-Gurke • Mascarpone-Dessert • Rhabarberschorle

DONNERSTAG

Vollkorn-Brötchen mit Apfel-Bananen-Dip • Süßer Ayran • Gurkenwasser

FREITAG

Brot mit Forellencreme und Kresse • Möhren • Erdbeermilch • Wasser

Montag

Runder Pumpernickel mit Gouda

6 mit mittelscharfem Senf und etwas Butter bestrichene kleine, runde Pumpernickel mit Gouda belegen und paarweise zusammen klappen. Fertig!

Kohlrabi

Den Kohlrabi schälen und in Pommesform schneiden. Fertig!

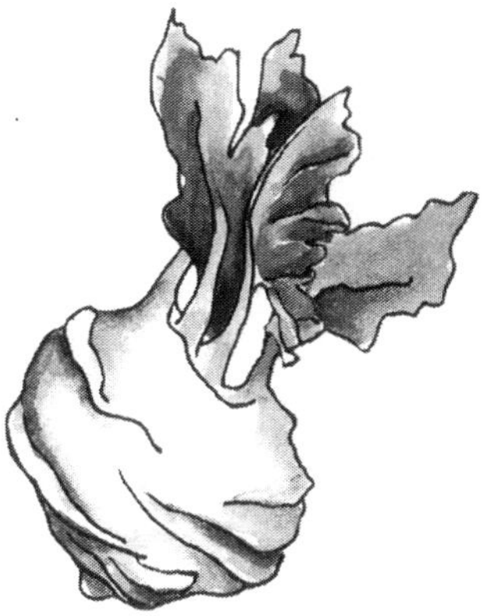

Erdbeer-Quark

Naturquark mit klein geschnittenen Erdbeeren und etwas Orangensaft mischen. Wer mag, mit etwas Honig verrühren. Mit gehackten Nüssen bestreuen. Fertig! *Löffel mitgeben!*

Die Erdbeere wird auch die Königin der Beeren genannt. Sie ist reich an Vitamin C, ist wunderbar aromatisch und nun endlich auch aus heimischem Anbau erhältlich.

Wasser

1 große Flasche stilles Wasser mit drei Scheiben Bio-Zitrone

Dienstag

Nussbrot mit gekochtem Schinken und Salat

2 mit etwas Butter bestrichene Nussbrotscheiben mit gekochtem Schinken und Salat belegen. Zuklappen, fertig!

Obst-Mandel-Mix

Ananas- und Bananenstückchen mischen, mit etwas Honig verfeinern und mit gehobelten Mandeln bestreuen. *Löffel mitgeben!*

Mairübchen

Die gewaschenen Rübchen schälen, vierteln, mit etwas Salz bestreuen. In Folie verpacken. Fertig!

Apfelsaftschorle

1 große Flasche Wasser mit Saft mischen (¾ Wasser, ¼ Saft)

TIPP:

Binde dein Kind je nach Alter in die Vorbereitungen in der Küche mit ein und auch beim Zubereiten des Essens. Erzähl ihm, woher Obst und Gemüse kommen, wo und wie sie wachsen. Lass sie den Salat oder Spinat waschen oder das gekochte Ei schälen und teilen, Kartoffeln zum Brei stampfen oder einfach eine Zitrone auspressen. So bekommen sie spielerisch grundlegende „Fakten" rund um Lebensmittel vermittelt.

Mittwoch

Cheddarkäse-Brot mit Tomate

2 mit etwas Butter und Tomatenmark bestrichene Brotscheiben mit Cheddarkäse und in Scheiben geschnittenen Tomaten belegen. Zuklappen, halbieren, fertig!

Dill-Gurke

Kleingeschnittene halbe Gurke mit Dill bestreuen, mit Öl, Essig, Salz und Pfeffer würzen. Fertig! *Gabel mitgeben!*

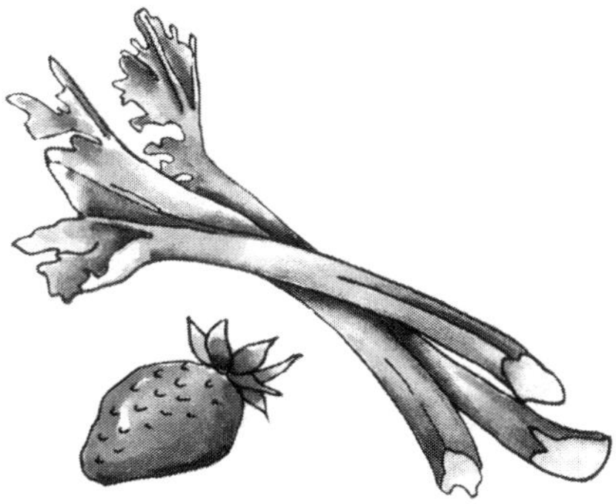

Erdbeer-Rhabarber-Mascarpone

Halbe Erdbeeren mit Stückchen einer rohen Rhabarberstange vermengen, mit einem Löffel Mascarpone toppen. Mit Agavensirup etwas süßen. *Löffel mitgeben!*

Rhabarber ist auch roh köstlich. Man sollte ihn aber nur in geringen Mengen ungekocht essen und am besten immer mit Milch oder Milchprodukten mischen, weil dadurch ein Teil der Oxalsäure gebunden wird.

Rhabarberschorle

1 große Flasche Wasser mit Saft mischen (3/4 Wasser mit 1/4 Rhabarbersaft)

Donnerstag

Vollkorn-Brötchen

Brötchen in Viertel schneiden, um es später in den Dip zu tauchen. Fertig!

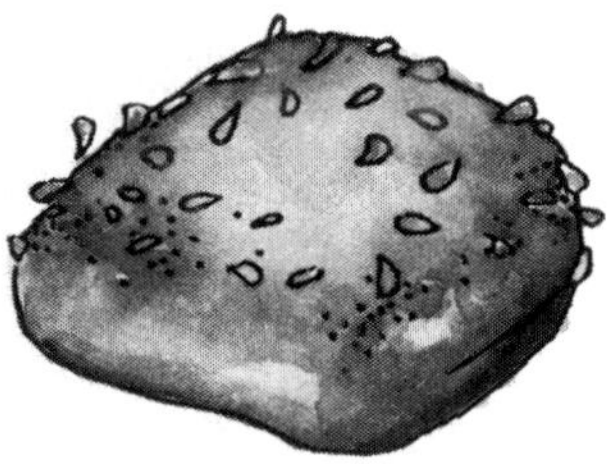

Apfel-Bananen-Dip

Geschälten, klein geschnittenen Apfel mit Bananenstückchen, Naturfrischkäse und etwas Zitronensaft im Mixer oder mit dem Stabmixer pürieren. Fertig. *Löffel mitgeben!*

Süßer Ayran

2/3 Joghurt und 1/3 Wasser mit Ahorn- oder Rübensirup verrühren. Fertig! *In einem Trinkbecher mitgeben.*

Ayran stammt aus dem Kaukasus und Anatolien. Traditionell wird er aus Schafsjoghurt, Wasser und Salz hergestellt. Wir ersetzen das Salz heute einfach mal durch Sirup.

Gurkenwasser

1 große Flasche stilles Wasser mit drei lang geschälten Bio-Gurkenstreifenr

SNACK-PREP:

Mach doch heute Abend Forellentoast mit Salat. Dazu Räucherforelle grob zerkleinern und mit Frischkäse und süßen Senf mixen. Getoastetes Brot mit der Creme bestreichen und dazu einen grünen Salat servieren. Und natürlich Creme für den nächsten Tag übrig lassen...

Freitag

Brot mit Forellencreme und Kresse

2 mit etwas Butter und Forellencreme bestrichene Brotscheiben mit Kresse bestreuen. Zuklappen, halbieren, fertig!

1 Möhre

geschälte Möhre halbieren und in Sticks schneiden. Fertig!

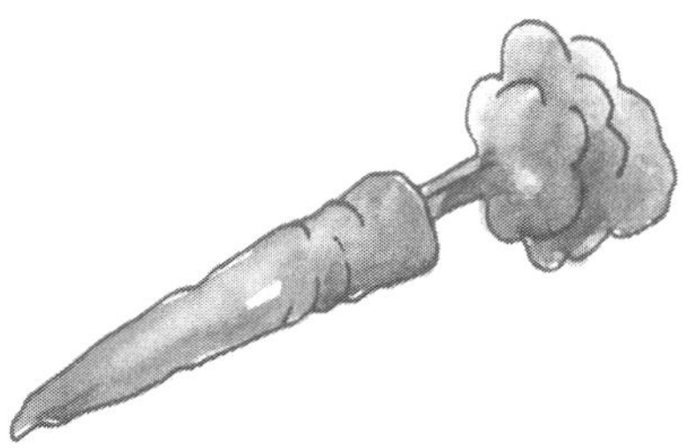

Erdbeermilch

Eine Handvoll klein geschnittener Erdbeeren mit Milch und Vanillezucker im Mixer mixen. In einem Trinkbecher mitgeben. Fertig!

Infos zu Selbstpflücker-Erdbeerfeldern findest du im Internet. Wir versprechen dir, dass selbst gepflückte Erdbeeren doppelt so gut schmecken, wie gekaufte.

Wasser

1 große Flasche Sprudelwasser

SNACK-PREP:

Mach doch am Wochenende mit deinen Kindern zusammen Eier-Muffins. Einfach rohe Eier mit Milch verrühren und mit Tomaten, Schinken, Zwiebel mischen. Salzen und pfeffern. Die Masse in Förmchen füllen und im Ofen bei 200 Grad 20 Minuten stocken lassen. Und bitte ein Eier-Muffin pro Kind mehr machen...für den Montag...

WOCHE 2

MONTAG

Tomatenbrot mit Ricotta • Eier-Muffins • Kiwi • Erdbeer-Vitaminwasser

DIENSTAG

Quark-Rosinenbrötchen mit Erdbeeren • Roastbeef-Röllchen • Kakao • Wasser

MITTWOCH

Brot mit Geflügelsalami • Paprika • Erdbeer-Trinkmüsli • Kirschschorle

DONNERSTAG

Brot mit Manchego • Möhrenquark • Rote Trauben • Rhabarberschorle

FREITAG

Zwiebel-Matjesbrötchen • Apfelspalten • Löffelbiskuits • Kalter Erdbeertee

Montag

Tomatenbrot mit Ricotta

2 mit Ricotta bestrichene Brotscheiben mit dünn geschnittenen Tomatenscheiben belegen, mit Kräutersalz würzen. Zusammenklappen, halbieren, fertig!

Ricotta ist ein italienischer Frischkäse. Seine krümelige Konsistenz rührt daher, dass er aus Molke und nicht wie andere Frischkäse, aus Milch hergestellt wird.

Eier-Muffins

Eier-Muffins vom Wochenende mitgeben. Fertig! *Löffel mitgeben!*

1 Kiwi

Die Kiwi halbieren, in Folie packen. *Löffel mitgeben!*

Erdbeer-Vitaminwasser

Erdbeerscheiben mit Wasser Medium aufgießen, am Vorabend kaltstellen.

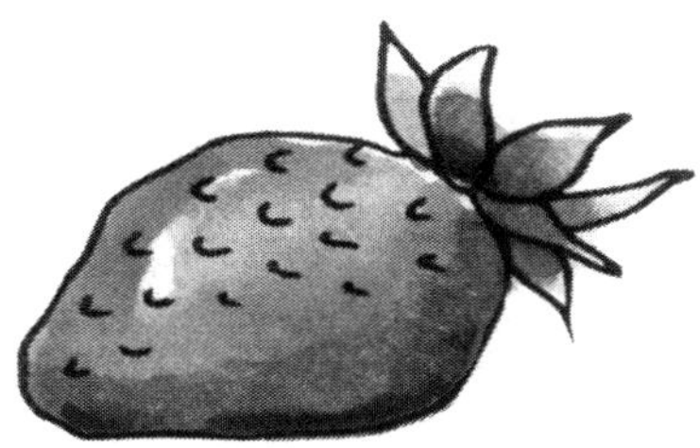

Dienstag

Rosinenbrötchen mit Quark und Erdbeeren

Rosinenbrötchen halbieren, mit Quark bestreichen und Erdbeerscheiben belegen. Zuklappen, fertig!

Roastbeef-Röllchen mit Senf

2 Roastbeefscheiben mit Senf oder Creme fraiche oder etwas Mayonnaise - oder allem - bestreichen und mit Gemüsestiften von Paprika oder Möhren belegen. Aufrollen, fertig! In extra Folie verpacken. *Serviette mitgeben!*

Kakao

Im Tetrapak à 0,25 L mit Strohhalm.

Wasser

1 große Flasche Sprudelwasser!

TIPP:

Senf ist nicht nur ein pikantes Gewürz, sondern auch reich an Vitalstoffen, wie Vitamin E, B1, Eisen und Magnesium. Was ist dein Lieblingssenf? Scharfer Senf, süßer Senf, Dijon Senf, Feigensenf oder doch der grobkörnige Rotisseur? Probier doch mal mit deinem Kind verschiedene Sorten aus und jeder „gibt seinen Senf dazu“!

Mittwoch

Brot mit Geflügelsalami und Tomate

2 mit etwas Butter und Senf bestrichene Brotscheiben mit Geflügelsalami und dünn geschnittenen Tomatenscheiben belegen. Zuklappen, halbieren, fertig!

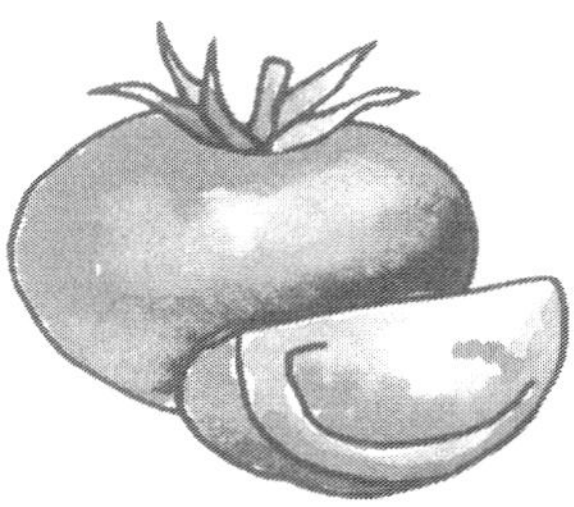

Erdbeer-Trinkmüsli

Erdbeerstücke mit Milch, Joghurt, Haferflocken und etwas Vanillezucker im Mixer pürieren. In einen Trinkbecher geben, fertig!

Falls sich die Haferflocken am Boden abgesetzt haben sollten, einfach das Trinkmüsli in der Flasche noch mal vor dem Trinken schütteln.

1 halbe gelbe Paprika

Paprika teilen. In Folie einpacken. Fertig.

Kirschschorle

1 große Flasche Wasser mit Saft mischen (3/4 Wasser, 1/4 Saft)

Donnerstag

Brot mit Manchego und Feigensenf

2 mit etwas Butter und Feigensenf bestrichene Brotscheiben mit Manchego und Salat belegen. Zuklappen, halbieren, fertig!

Möhrenquark

Möhrenstückchen mit Quark, Schmand, Schnittlauchröllchen und etwas Zitronensaft verrühren. Mit Salz und Pfeffer würzen. Fertig! *Löffel mitgeben!*

Trauben seedless

Es sieht schöner aus, wenn du eine Traubenrispe mitgibst. Extra verpacken. Fertig!

Rhabarberschorle

1 große Flasche Wasser mit Saft mischen (¾ Wasser mit ¼ Rhabarbersaft)

DRINK-PREP:

Den Erdbeertee für morgen am Abend kochen, Teebeutel oder losen Tee herausnehmen und über Nacht kalt werden lassen.

Freitag

Matjesbrötchen mit Zwiebeln und Gurken

2 mit etwas Butter bestrichene Brötchenhälften mit Salat, Matjesfilets und dünnen Zwiebel- und sauren Gurkenscheiben belegen. Zuklappen, fertig!

Apfelspalten

Apfel in Spalten schneiden. In extra Folie verpacken. *Ergänzt den Geschmack des Matjesbrötchens perfekt!*

1-2 Löffelbiskuits

Um den vielleicht gewöhnungsbedürftigen Matjes zu versüßen, gib deinem Kind doch 1-2 Löffelbiskuits mit. Den Rest der Packung kannst du am Wochenende perfekt für eine Mascarponecreme oder alkoholfreies Tiramisu verwenden.

1 Isolierflasche kalter Erdbeertee

SNACK-PREP:

Wie wäre es am Wochenende mit Hähnchenbrust in Tomatensoße und Nudeln. Wenn etwas übrig bleibt, eignet sich das wunderbar zum Mitgeben in die Schule am nächsten Tag.

WOCHE 3

MONTAG

Nachschlag-Box • Tomatenburger • Erdbeeren mit Minze • Vitaminwasser

DIENSTAG

Gurkensandwich • Gekochtes Ei • Hafer-Pinienkern-Traubenmüsli • Wasser

MITTWOCH

Brot mit Handkäs mit Apfelringen • Tomatensalat • Birne • Wasser

DONNERSTAG

Brot mit Artischockenherzen • Milchreis • Haselnüsse • Vitaminwasser

FREITAG

Garnelenbrot mit Dill • Cornichons • Erdbeer-Honig-Smoothie • Schorle

Montag

Hähnchenbrust in Tomatensoße mit Nudeln

Box mit der Hähnchenbrust in Tomatensoße und den Nudeln von gestern Abend einfach aus dem Kühlschrank nehmen, fertig. Wer mag, kann noch Käse darüber streuen. *Löffel mitgeben.*

Tomatenburger

4 Kirschtomaten halbieren, 2 kleine Mozzarellakugeln halbieren. Jeweils eine Hälfte Mozzarella zwischen zwei Kirschtomatenhälften legen, Zahnstocher durchstecken. Fertig!

Erdbeeren mit Minze

halbierte Erdbeeren mit gerupfter frischer Minze vermischen. Fertig! *Löffel mitgeben!*

Es gibt bis zu 30 verschiedene Minzarten. Die Pfefferminze ist die bekannteste. Aber probieren sie doch auch mal Apfel-, Nana- oder Marokkanische Minze aus. Die anspruchslose Pflanze gedeiht gut in halbschattiger oder schattiger Lage auf Balkon oder im Beet.

Minz-Vitaminwasser

Frische Pfefferminzstängel mit Wasser Medium aufgießen, am Vorabend kaltstellen.

SNACK-PREP:

Wie wäre es heute Abend mit einem Chefsalat mit Käse, Schinken und Ei? Bitte koche ein hartes Ei pro Kind mehr für den nächsten Schultag...

Dienstag

Gurkensandwich

2 mit Butter bestrichene Toastscheiben mit dünnen Gurkenscheiben und etwas Rauke belegen. Zuklappen, in zwei Dreiecke schneiden, fertig!

1 hart gekochtes Ei

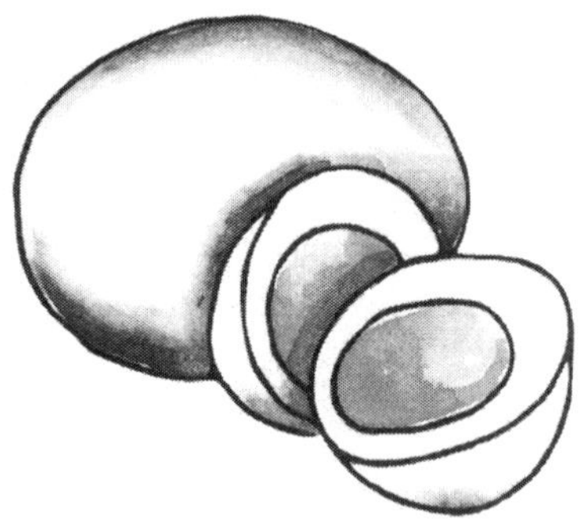

Hafer-Pinienkern-Traubenmüsli to go

Haferflocken mit Pinienkernen und halbierten Trauben in ein Glas geben, mit Milch auffüllen. Fertig! *Löffel mitgeben.*

Pinienkerne enthalten reichlich Phosphor. Der Mineralstoff sorgt für einen gesunden Zellenaufbau und starke Knochen. Wichtig für Kinder in der Wachstumsphase...

Wasser

1 große Flasche Sprudelwasser

Mittwoch

Brot mit Handkäs mit Apfelringen

2 mit etwas Butter und Senf bestrichene Brotscheiben mit dem in Scheiben geschnittenen Handkäse und Apfelringen belegen. Zuklappen, halbieren, fertig!

Handkäse ist ein Sauermilchkäse mit einem ganz geringem Fettgehalt. Traditionell wurde der Käse mit der Hand in kleine, runde Laibe geformt. Daher der Name.

Tomaten-Basilikum-Gurkensalat

Halbierte Kirschtomaten mit klein geschnittener Gurke mit Öl, Essig, Salz und Pfeffer mischen und ein paar Blätter gerupften Basilikum hinzufügen. Fertig! *Löffel oder Gabel mitgeben!*

Gesundes Essen, vor allem Obst und Gemüse, ist nicht zwangsläufig eine Frage des Geldes. Es sind mehr die Ideen und Varianten, die hier viel Spielraum geben.

Birne

Birne vierteln, mit etwas Zitrone beträufeln. In extra Folie packen, fertig!

Wasser

1 große Flasche stilles Wasser

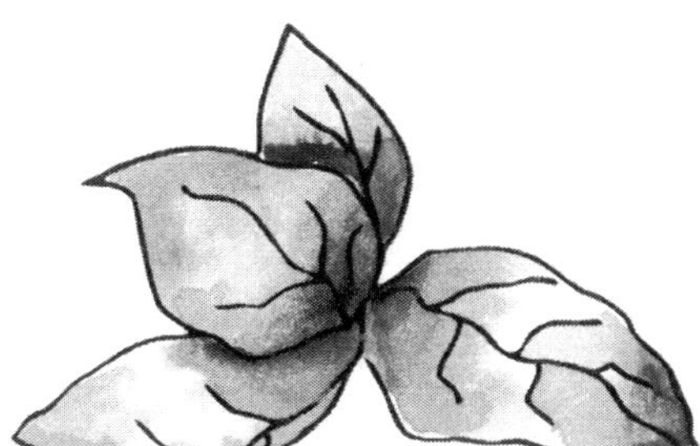

Donnerstag

Brot mit Schinken und Artischockenherzen

2 mit etwas Butter bestrichene Brotscheiben mit Schinken nach Wahl und klein geschnittenen Artischocken belegen. Zuklappen, halbieren, fertig!

Artischocken gehören zu den Korbblütern und vor allem ihre „Herzen" gelten als Delikatesse. Der enthaltene Bitterstoff Cynarin regt den Stoffwechsel von Leber und Galle an. Artischockenherzen kann man fertig gekocht im Glas kaufen.

Erdbeer-Milchreis

Natur-Milchreis mit Erdbeeren mischen. Fertig! *Löffel mitgeben!*

Eine Handvoll Haselnüsse

Apfel-Erdbeer-Vitaminwasser

Erdbeerscheiben und Apfelspalten mit Wasser Medium aufgießen.

TIPP:

Einmal am Tag sollte man mit der ganzen Familie zusammen essen. Beim Abendessen kann man beispielsweise Freude und Sorgen des langen Tages vertrauensvoll miteinander teilen. Es ist wichtig, Gewohnheiten zu schaffen.

Freitag

Garnelenbrot mit Dill

2 mit etwas Butter oder etwas Remoulade bestrichene Brothälften mit den Garnelen belegen und mit Dill bestreuen. Zuklappen, halbieren, fertig!

Dill nennt man auch das Basilikum des Nordens, er wird gerne zum Verfeinern von Salaten, Soßen und Fischgerichten verwandt.

Erdbeer-Smoothie

Die mit Banane, Orangensaft und Honig pürierten Erdbeeren in eine Trinkflasche geben. Fertig!

Wie wäre es am Wochenende mit einem Besuch auf einem Obsthof, um sich beim Bauern mit frischem Obst zu versorgen?

Mehrere Cornichons

Die Cornichons ergänzen den Geschmack der Garnelen perfekt!

Apfelschorle

1 große Flasche Wasser mit Saft mischen (3/4 Wasser, 1/4 Saft)

SNACK-PREP:

Falls du am Wochenende Lust auf grünen oder weißen Spargel mit Kartoffeln, Buttersoße und Schinken bekommst, mach doch ein wenig mehr Spargel für einen wunderbar leichten Spargelsalat, für die Schule am Montag.

WOCHE 4

MONTAG

Brot mit Pfefferschinken und Kresse • Spargelsalat • Erdbeeren • Johannisbeerschorle

DIENSTAG

Brot mit Almkäse und Avocado • Honigmelone • Vanille-Sojamilch • Sprudelwasser

MITTWOCH

Brot mit Hüttenkäse und Marmelade • Tête de Moine • Apfel-Rhabarber-Zimt-Kompott • Stilles Wasser

DONNERSTAG

Dinkelbrot mit Sprossen • Kohlrabi-Radieschensalat • Rote Banane • Aroniabeeren-Schorle

FREITAG

Räucherlachs-Wrap • Gelbe Möhre • Erdbeerlassi • Zitronen-Minz-Wasser

Montag

Brot mit Hüttenkäse, Pfefferschinken und Kresse

2 mit Hüttenkäse bestrichene Brotscheiben mit dem Schinken belegen und mit Kresse bestreuen. Zuklappen, halbieren, fertig!

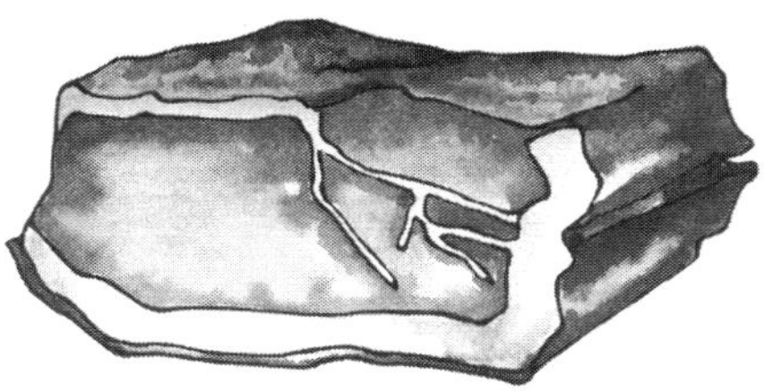

Grüner oder weißer Spargelsalat

Den in Stücke geschnittenen Spargel mit Parmesan bestreuen, mit etwas Öl und einem Spritzer Zitronensaft vermischen, salzen und pfeffern. Fertig! *Löffel oder Gabel mitgeben!*

Spargel ist das Frühlingsgemüse schlechthin. Er ist ballaststoffreich und liefert jede Menge wichtige Vitamine. Bereits 500 Gramm des Gemüses, decken unseren täglichen Bedarf an Vitamin C und Folsäure.

Erdbeeren

Eine Handvoll gewaschene Erdbeeren vom Feld - am besten - mit grünem Hütchen mitgeben. Fertig!

Johannisbeerschorle

1 große Flasche Wasser mit Saft mischen (3/4 Wasser, 1/4 Saft)

Dienstag

Brot mit Almkäse und Avocado

2 mit Senf bestrichene Brote mit Bergkäse und dünnen Avocadoscheiben belegen. Zuklappen, halbieren, fertig!

Vanille-Sojamilch

Im Tetrapak à 0,25 L mit Strohhalm

Honigmelone

Kleine Stückchen Honigmelone. *Löffel oder Gabel mitgeben.*

Wasser

1 große Flasche Sprudelwasser

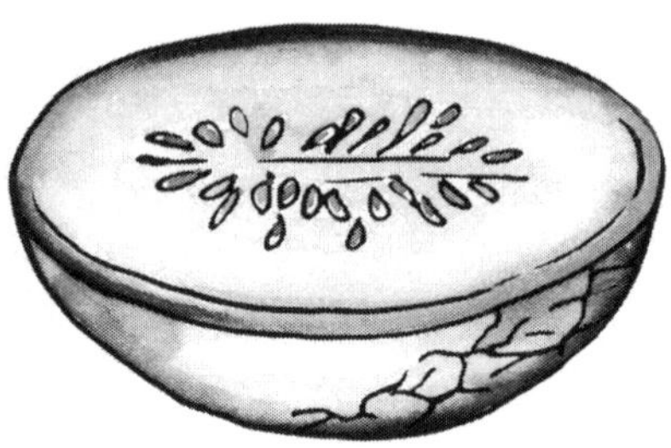

SNACK-PREP:

Mach doch heute Abend ein Apfel-Rhabarberkompott mit Zimtsahne als Nachtisch. Einfach geschälte Äpfel und Rhabarber mit Zucker in Wasser dünsten. Sahne schlagen und mit Zucker und Zimt abschmecken. Ein extra Glas pro Kind für die Schule morgen zur Seite stellen.

Mittwoch

Brot mit Hüttenkäse und Erdbeermarmelade

2 mit Hüttenkäse und Erdbeermarmelade bestrichene Brotscheiben zusammenklappen, halbieren, fertig!

Tête de Moine Rosetten

Die Tête de Moine Rosetten kann man fertig im Laden kaufen.

Tête de Moine oder auch „Mönchskopf" ist ein französischer Halbhartkäse mit einem sehr feinen Aroma. Er wird nicht geschnitten, sondern zu feinen Rosetten geschabt. Das verändert die Struktur des „Käseteigs" und sorgt für die volle Entwicklung des Geschmacks.

Apfel-Rhabarber-Zimt-Kompott

Das Glas Kompott von gestern einfach aus dem Kühlschrank nehmen. Fertig! *Löffel mitgeben.*

Wasser

1 große Flasche stilles Wasser

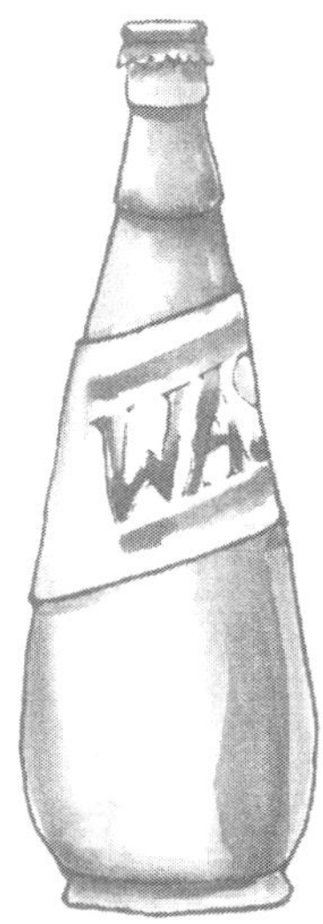

Donnerstag

Dinkelbrot mit Bierschinken und Sprossen

2 mit etwas Butter bestrichene Brotscheiben mit Salat, dünnen Tomatenscheiben und dem Bierschinken belegen. Sprossen darüber streuen. Zuklappen, halbieren, fertig!

Bereits die alten Ägypter bauten Dinkel an. Ehemals fast vergessen, ist Dinkel heute wieder ein beliebtes Getreide, um z.B. Brot daraus zu backen oder Nudeln herzustellen.

1 rote Banane

Das saftige Fruchtfleisch ist dunkelgelb und hat ein sehr intensives Bananenaroma.

Schorle mit Direktsaft von Aroniabeeren

1 große Flasche Wasser mit Saft mischen (3/4 Wasser, 1/4 Saft)

Kohlrabi-Radieschensalat

Kleingeschnittene Kohlrabi und Radieschen mischen, mit Öl, Essig, Salz und Pfeffer abschmecken. Fertig! *Löffel oder Gabel mitgeben!*

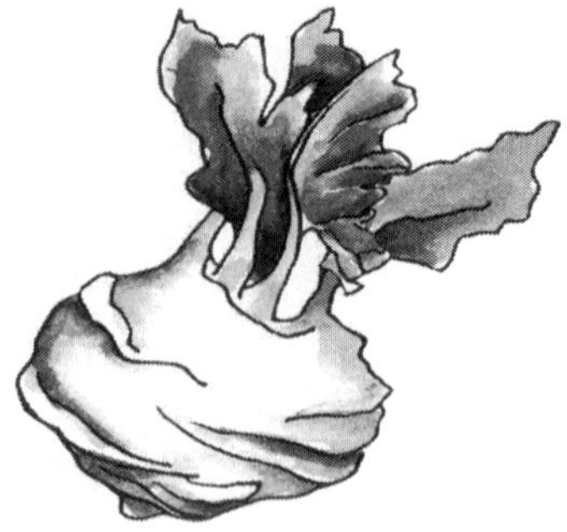

TIPP:

Aroniabeeren, auch Apfelbeeren genannt, sind reich an Folsäure, Vitamin C und K. Der Saft schmeckt leicht herb und säuerlich mit einer Spur Bittermandelaroma.

Freitag

Lachswrap mit Salat

1 mit Frischkäse bestrichenen Wrap mit Räucherlachs und Salat belegen. Zusammenrollen, halbieren, fertig!

Gelbe Möhren

Geschälte Möhre in Sticks schneiden, einpacken. Fertig!

Erdbeerlassi

Klein geschnittene Erdbeeren mit Wasser und Joghurt pürieren. Mit flüssigem Honig abschmecken. In Trinkbecher füllen. Fertig!

Zitronen-Minz-Wasser

1 Flasche stilles Wasser mit drei Bio-Zitronenscheiben und drei Pfefferminzstängeln auffüllen.

SNACK-PREP:

Wie wäre es am Wochenende mit einem selbstgemachten vegetarischen Aufstrich, z.B. aus klein gehackten Cashewnüssen, Wasser, getrockneten Tomaten, Hefeflocken, Salz und Paprikapulver? Der Aufstrich ist super lecker und mehrere Tage im Kühlschrank haltbar. Damit werden wir in den Juni starten.

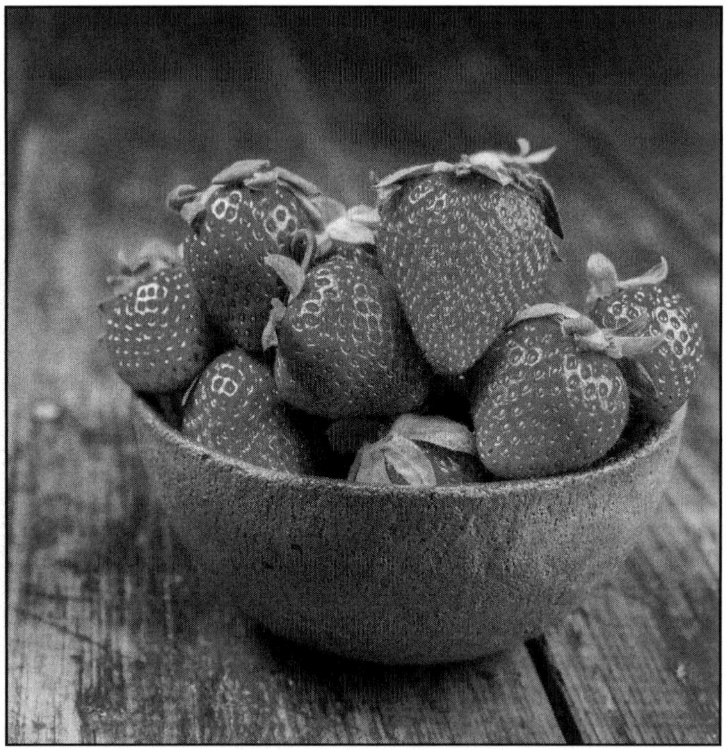

JUNI

Der vorletzte, für manche Bundesländer schon der letzte Monat des Schuljahres startet. Die Ferien stehen (fast) vor der Tür, und am 21. Juni beginnt der kalendarische Sommer. Die schönste Zeit des Jahres beginnt. Wenn da nicht noch ein paar Arbeiten, Hausarbeiten oder Klausuren zu schreiben wären...

Wie gut, dass wir immer noch auf eine große Auswahl an heimischem Obst und Gemüse zurückgreifen können. **Noch immer gibt es frische Erdbeeren. Himbeeren und Aprikosen und der erste Blumenkohl kommen auf den Markt. Obst- und Gemüse-Smoothies** warten auf kleine Schleckermäuler. Jetzt ist die Zeit für k**alte Desserts aus Naturjoghurt und Quark** mit viel Obst und ohne Zucker, denn reife Früchte sind süß genug.

Es ist Eure Zeit!

WOCHE 1

MONTAG

Cashewmusbrot • Rettichspirale • Schafsjoghurt mit Nektarine • Vitaminwasser

DIENSTAG

Brot mit Salbei-Cheddarkäse • Gurken-Möhren-Lolli • Kirschen • Kirschschorle

MITTWOCH

Pulled-Chicken-Sandwich • Easy Pickles • Nektarinen-Mix • Preiselbeer-Schorle

DONNERSTAG

Brötchen mit „Käse drauf“ • Ajvardip • Trauben-Melonencocktail • Minztee

FREITAG

Brot mit Ölsardine • Kichererbsen-Tomaten-Mix • Pfirsich • Apfelschorle

Montag

Brot mit Cashewmus und Gurke

2 mit etwas Butter und dem Cashewmus vom Wochenende bestrichene Brotscheiben mit dünnen Gurkenscheiben belegen. Zuklappen, fertig!

Rote Rettichspirale

Roten Rettich in Scheiben oder mit dem Spiralschneider in dünne Spiralen schneiden, etwas salzen. In Folie verpacken. Fertig!

Ein Spiralschneider kann eine preis- und lohnenswerte Investition sein. Das in Spiralen geschnittene Gemüse, ob nun Möhre, Zucchini oder Rettich, sieht einfach „freundlicher" aus und wird lieber gegessen.

Schafsjoghurt mit Nektarine

Schafsjoghurt mit Nektarinenstückchen und Dattelsirup verrühren. Fertig! *Löffel mitgeben!*

Nektarinen-Basilikum-Vitaminwasser

Nektarinenstücke und Basilikumblätter mit Wasser Medium aufgießen, am Vorabend kaltstellen.

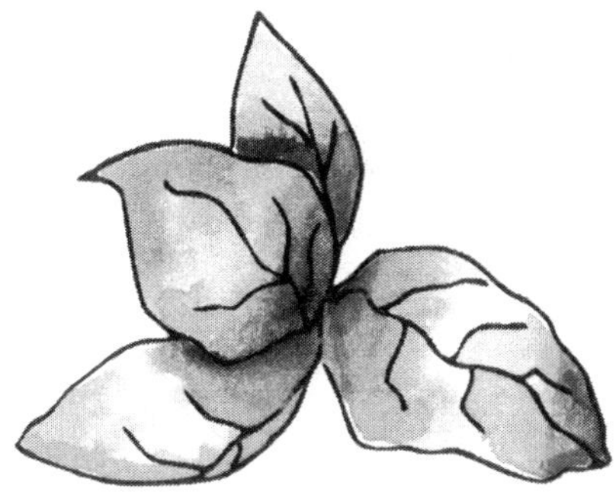

Dienstag

Brot mit Salbei-Cheddarkäse

2 mit etwas Butter und Senf bestrichene Brotscheiben mit dem in Scheiben geschnittenen Salbei-Cheddarkäse und dünnen Tomatenscheiben belegen. Zuklappen, halbieren, fertig!

Der grüne Cheddarkäse ist ein wunderbar würziger und optisch schöner Käsegenuss aus England. Der Salbei schmeckt angenehm heraus und kann Kinder gut an dieses „gesunde Kraut“ heranführen.

Gurken-Möhren-Lolli

Drei etwas dicker geschnittene Möhrenscheiben in drei ausgehöhlte Gurkenscheiben drücken, von unten auf Holzsticks stecken. Fertig!

Eine Handvoll Kirschen

Kirschen sind saftige Vitaminbomben, reich an B- und C-Vitaminen und an Folsäure, Eisen und Kalzium. Die Kirschwochen beginnen Mitte Mai und dauern bis Ende August.

Kirschschorle

1 große Flasche Wasser mit Saft nach Wahl mischen (3/4 Wasser, 1/4 Saft)

SNACK-PREP:

Wie wäre es heute Abend mal mit „pulled“ Chicken? Kann man beim Metzger kaufen oder selber machen. Dazu zum Beispiel Salat und Reis.

Mittwoch

Pulled-Chicken-Sandwich

2 mit Barbecuesauce bestrichene Toastscheiben mit den Salatblättern, dem „pulled Chicken" und dünnen Gurkenscheiben belegen. Zuklappen, in zwei Dreiecke schneiden, fertig!

Das sogenannte „pullen" geht gut mit Hühnchen-, Hähnchen- oder Schweinefleisch. Dabei wird das gebratene zarte Fleisch vorsichtig mit zwei Gabeln auseinander gezogen.

Erdbeer-Nektarinen-Mix

Eine Nektarine und ein paar Erdbeeren waschen, klein schneiden. Fertig! *Löffel mitgeben!*

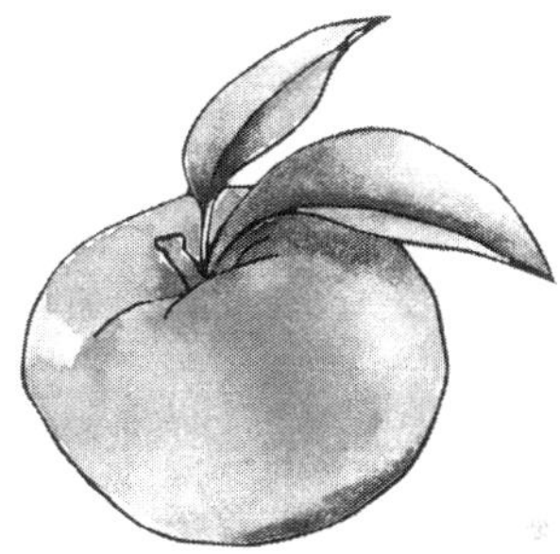

Easy Mixed Pickles

Paprika, Tomaten und Cornichons klein schneiden, ein paar Perlzwiebeln und falls noch Rettich vom Montag übrig ist, dazugeben. Mit Essig, Öl, Salz und Pfeffer abschmecken. Fertig! *Löffel oder Gabel mitgeben!*

Schorle mit Direktsaft von Preiselbeeren

1 große Flasche Wasser mit Saft mischen (3/4 Wasser, 1/4 Saft)

DRINK-PREP:

Den Minztee für morgen am Abend kochen, Teebeutel oder Pfefferminzstängel herausnehmen und über Nacht kalt werden lassen.

Donnerstag

Brötchen mit „Käse drauf"

1 mit einer Käsescheibe belegtes, im Ofen überbackenes Brötchen. Fertig!

Direkt nach dem Aufstehen die Brötchen mit der Käsescheibe „drauf" in den vorgeheizten Ofen schieben und überbacken, bis der Käse knusprig ist. Einfacher geht's fast nicht! Und in der Schule wird dann „gedipped".

Ajvardip

Ajvar mild mit Frischkäse und Milch verrühren, mit Salz und Pfeffer würzen und Schnittlauchröllchen bestreuen. Fertig!

Der Ajvar-Dip ist gut am Abend vorher zuzubereiten! Die pikante Würzpaste stammt ursprünglich vom Balkan. Die geschälten, entkernten, angerösteten, gesalzenen und gepfefferten roten Paprikaschoten werden solange in heißem Öl bei kleiner Hitze geköchelt, bis ein Mus entsteht.

Trauben-Melonencocktail

Trauben mit Melonenstückchen vermischen. Fertig! *Löffel oder Gabel mitgeben!*

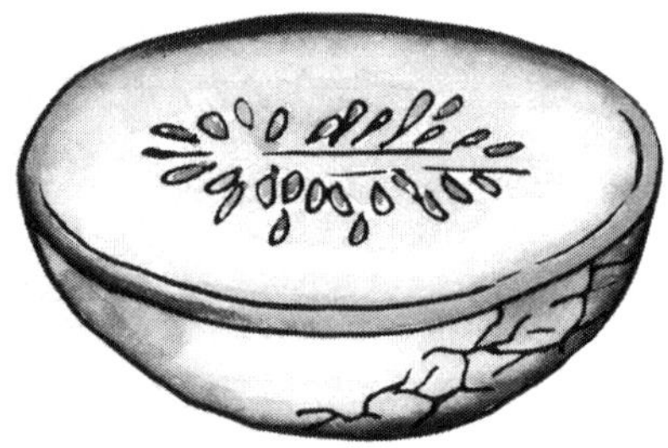

1 Isolierflasche kalter Minztee

Freitag

Brot mit Ölsardine

2 mit Tomatenmark bestrichene Brothälften mit Sardinen und Tomatenscheiben belegen. Zuklappen, halbieren, fertig!

In Deutschland wird die Sardine am liebsten in Öl eingelegt. Für das Brot müssen die Ölsardinen gut abgetropft sein. Sonst „matscht" es.

Kichererbsen-Tomaten-Mix

Abgetropfte Kichererbsen mit Tomatenstückchen mischen. Mit Öl, Essig, Salz und Pfeffer abschmecken. Fertig! Löffel oder Gabel mitgeben!

Wenn du Kräuter wie Minze, Melisse, Basilikum auf dem Balkon oder im Garten ziehst, verfeinere den Mix einfach mit ein paar frischen Blättern.

Pfirsich

Pfirsich halbieren, in Folie packen. Fertig!

Apfelschorle

1 große Flasche Wasser mit Saft mischen (3/4 Wasser, 1/4 Saft)

SNACK-PREP:

Die Spargelsaison neigt sich dem Ende zu. Vielleicht machst du zum Wochenende noch ein letztes Mal Spargel. ...und dazu gekochten Schinken. Wenn etwas übrig bleibt, hätten wir eine Idee für dich für den Montag. Und bitte, koch noch ein Ei pro Kind.

WOCHE 2

MONTAG

Eibrötchen mit Dill • Spargel in Schinken • Birne-Apfel-Kiwi-Mix • Wasser

DIENSTAG

Butterbrezel • Rettich-Mangosalat • Pfirsichbuttermilch • Kräutertee

MITTWOCH

Zucchini-Käsebrot • Erdbeer-Mandel-Mix • Trinkschokolade • Minzwasser

DONNERSTAG

Brötchen mit Thunfisch • Kohlrabistifte • Aprikosen-Nektarinen-Sonnenblumenkerne-Mix • Rhabarberschorle

FREITAG

Zweierlei Brot mit Salami • Melone-Feta-Mix • Haferdrink • Fruchtschorle

Montag

Eibrötchen mit Dill

2 mit etwas Senf und Butter bestrichene Brötchenhälften mit Salat und gekochtem Ei belegen, Dill darüber streuen. Zuklappen, fertig!

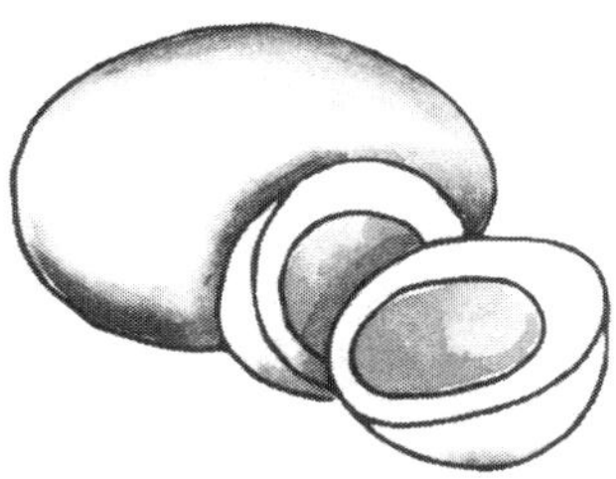

Birne-Apfel-Kiwi-Mix

Klein geschnittene Birne, Apfel und Kiwi in ein Glas geben. Fertig! *Löffel mitgeben!*

Spargel in Schinken gewickelt

2 mit etwas Senf oder Mayonnaise bestrichene Schinkenscheiben mit je einer Spargelstange belegen, einrollen, in mundgerechte Stücke schneiden. In Folie packen. Fertig!

Mayonnaise ist aus der heutigen Küche nicht mehr wegzudenken, sei es für Pommes, sei es, dass die feine Eiercreme für Salate oder hier für unsere Idee als Brotaufstrich verwendet wird. Die Legende besagt, dass ein balearischer Koch diese Sauce extra für Herzog Richelieu kreierte und dieser ihr den Namen Mahonnesa gab, als er 1756 auf der Insel Menorca seinen Sieg über die Engländer feierte.

Wasser

1 große Flasche stilles Wasser

DRINK-PREP:

Den Kräutertee für morgen am Abend kochen, Teebeutel oder losen Tee herausnehmen und über Nacht kalt werden lassen.

Dienstag

Butterbrezel

1 Brezel aufschneiden und mit etwas Butter bestreichen. Zuklappen, fertig!

Ein Bäcker aus Bad Urach hat die Brezel aus Not „erfunden". Er war von seinem Landesherrn zum Tode verurteilt worden. Da der Bäcker sich bis zu diesem Zeitpunkt nichts hatte zuschulden kommen lassen, wollte der Landesherr ihn am Leben lassen, wenn er einen Kuchen backte, durch den die Sonne drei Mal scheint. Daraufhin buk der gewitzte Bäcker die Brezel und wurde nicht gehenkt - soweit die Legende.

Rettich-Mangosalat

Klein geschnittene Gurke, Mango und den Rettich mit Öl, Essig, Salz und Pfeffer abschmecken. Fertig!

Pfirsichbuttermilch

Pfirsichstückchen mit Buttermilch und Ahornsirup mixen.

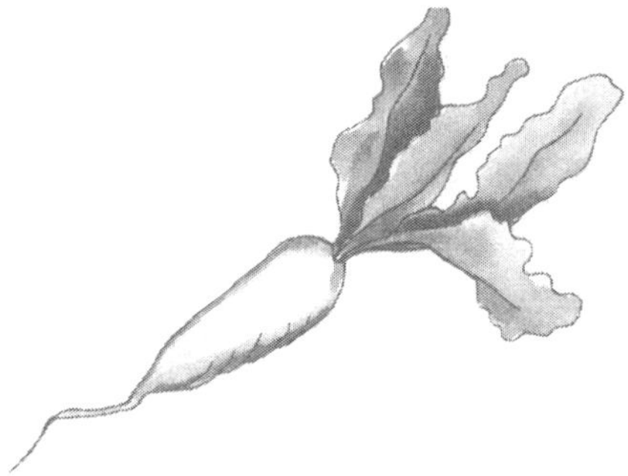

1 Isolierflasche kalter Kräutertee

SNACK-PREP:

Mach doch heute Abend einmal gebratene Zucchinischeiben mit Schafskäse und Baguette zum Abendbrot und lege ein paar Scheiben für den nächsten Schultag zur Seite.

Mittwoch

Zucchini-Käsebrot

2 mit Pesto bestrichene Brothälften mit Käse- und gebratenen Zucchinischeiben (vom Vorabend) belegen. Zuklappen, halbieren, fertig!

Es gibt zahlreiche Arten von Zucchini, wie weiße, gelbe, grüne, gestreifte Zucchini, längliche und runde Formen. Genauso vielfältig kann man das vitaminreiche und leicht verdauliche Gemüse essen, roh, gekocht, gebraten oder gegrillt.

Trinkschokolade

2-3 Löffel Kakaopulver in Milch auflösen. In Trinkbecher geben. Fertig!

Minzwasser

1 große Flasche Sprudelwasser mit Minzblättern aufgießen, am Vorabend kaltstellen.

Erdbeer-Mandel-Mix

Kleingeschnittene Erdbeeren mit Mandelblättchen bestreuen. Fertig! *Löffel mitgeben!*

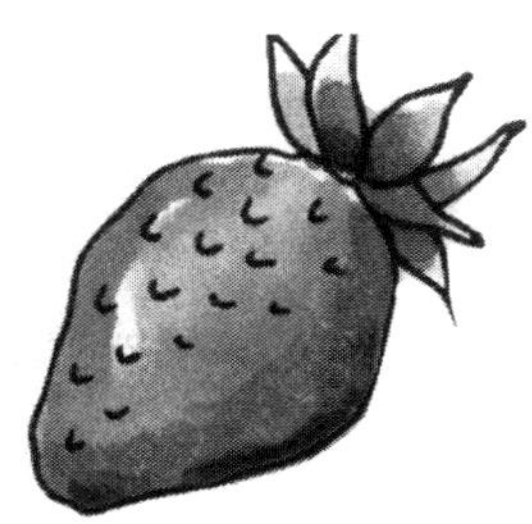

SNACK-PREP:

Wie wäre es heute Abend mit einem Thunfischaufstrich? Thunfischfilets zerdrücken und mit Schmand, Frischkäse, Salz und Pfeffer verrühren. Dazu passt ein Baguette und Tomatensalat. Und bitte etwas von dem Aufstrich für morgen übrig lassen.

Donnerstag

Brötchen mit Thunfischaufstrich

1 Brötchen mit dem Thunfischaufstrich von gestern Abend bestreichen, mit Gurken belegen. Fertig!

Kohlrabistifte

Kohlrabi schälen und in Pommes-Stifte schneiden. In Folie einpacken. Fertig!

Aprikosen-Nektarinen-Sonnenblumenkerne-Mix

Aprikosen und Nektarine in Stücke schneiden, Sonnenblumenkerne darüber streuen. Fertig! *Löffel oder Gabel mitgeben!*

Rhabarberschorle

1 große Flasche Wasser mit Saft mischen (3⁄4 Wasser, 1⁄4 Saft)

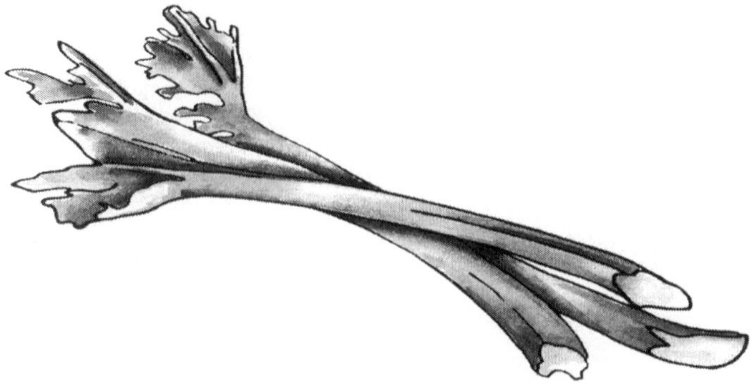

Freitag

Zweierlei Brot mit Salami

1 mit etwas Butter bestrichene Brotscheibe mit Salami, dünn geschnittener Gurke, Tomate und Salat belegen und mit einer mit etwas Butter bestrichener Pumpernickelscheibe „zudecken". Halbieren, fertig!

Es ist eine schöne Abwechslung, mit zwei verschiedenen Brotsorten „zu arbeiten". Sehr gut eignet sich dafür die Kombination aus einem „normalen" Brot und Pumpernickel.

Melone-Feta-Mix

Klein geschnittene Cantaloupemelone mit Fetawürfeln mixen. Mit etwas Öl, Essig, Salz und Pfeffer abschmecken. Fertig! *Löffel mitgeben!*

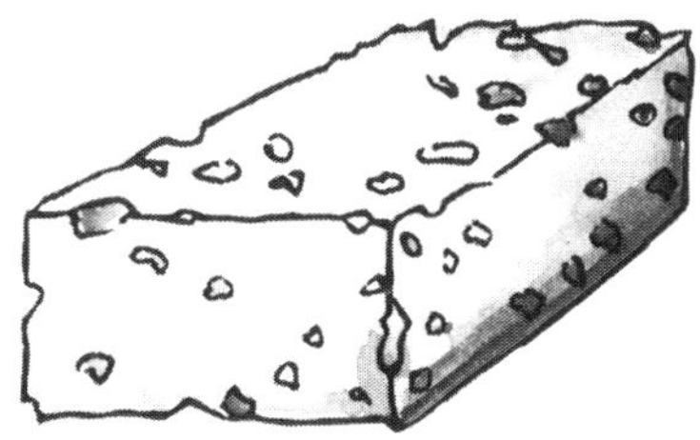

Haferdrink

Im Tetrapak à 0,25 L mit Strohhalm

Fruchtschorle

1 große Flasche Wasser mit Saft mischen (¾ Wasser, ¼ Saft)

SNACK-PREP:

Ein sehr schönes, leichtes Sommergericht sind Fischfrikadellen, z.B. aus Lachs oder Kabeljau, mit Gurkensalat. Und falls eine Frikadelle pro Kind für den Montag übrig bleibt...

WOCHE 3

MONTAG

Fischfrikadellenbrötchen • Tomatenpaprika • Blaubeer-Kiwi-Sultaninen-Mix • Wasser

DIENSTAG

Roggenknäcke mit Teewurst • Himbeer-Honig-Joghurt • Dinkelwaffel • Fruchtschorle

MITTWOCH

Sprossen-Käsesandwich • Gemüsespieß • Rote Stachelbeeren • Apfelschorle

DONNERSTAG

Brot mit Dattel-Frischkäseaufstrich • Tomatentabouleh • Ayran • Minztee

FREITAG

Croissant mit Ricotta und Erdbeeren • Müsli-To-Go • Ananas-Smoothie • Fruchtschorle

Montag

Brötchen mit Fischfrikadelle

2 mit etwas Senf und Butter bestrichene Brötchenhälften mit Salat, dünnen Tomatenscheiben und der Fischfrikadelle vom Wochenende belegen. Zuklappen, fertig!

Blaubeer-Kiwi-Sultaninen-Mix

Himbeeren im Glas mit Korinthen mischen. Fertig! Löffel mitgeben!

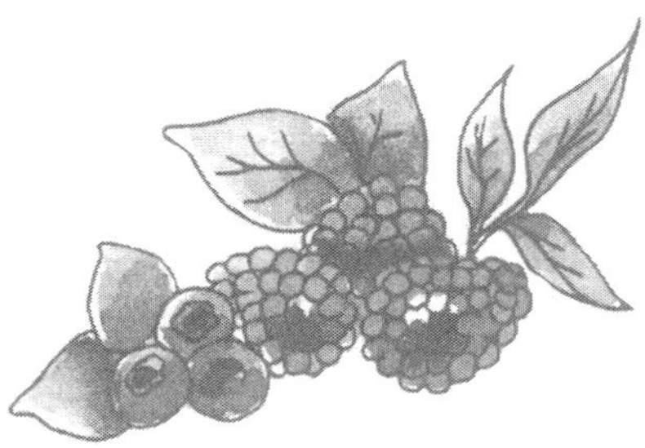

Tomatenpaprika

Tomatenpaprika vierteln. In Folie packen. Fertig!

Die Paprikatomate hat kräftige „Wülste" wie eine Paprika und ist etwa so groß wie eine Fleischtomate. Ursprünglich kommt sie aus Ungarn und hat durch ihre Ähnlichkeit mit beiden Gemüsen ihren Namen erhalten. Unter allen Paprikasorten hat die Paprikatomate den höchsten Vitamin C Gehalt.

Wasser

1 große Flasche Wasser Medium

Dienstag

Roggen dünn mit Teewurst und Schnittlauch

2 mit etwas Senf und Teewurst bestrichene Knäckebrotscheiben mit dünnen Gurkenscheiben belegen und mit Schnittlauchröllchen bestreuen. Zuklappen, fertig!

Anstelle von Schnittlauch kannst du auch Wildkräuter kaufen oder selber sammeln. Wer sich nicht mit Spitzwegerich, Hirtentäschel und Co. auskennt: fast überall in Gemeinden und Städten werden im Frühjahr bis zum Sommer Kräuterwanderungen angeboten. Einfach mal im Internet oder Stadtmagazin nachschauen!

Himbeerjoghurt mit Honig

Himbeeren mit Joghurt und etwas flüssigem Honig verrühren. Fertig!

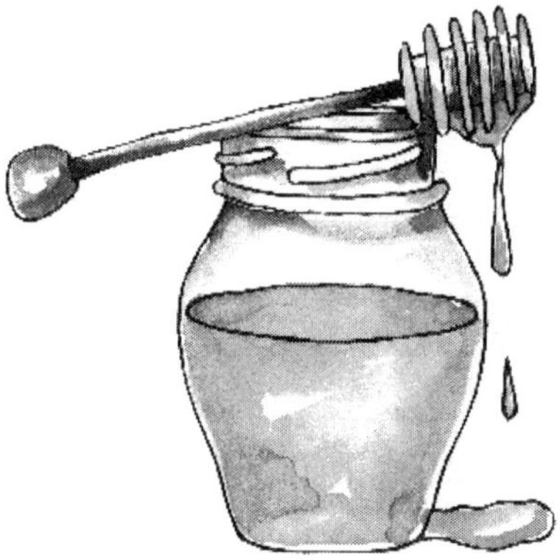

Dinkelwaffel

1-2 Dinkelwaffeln

Fruchtschorle

1 große Flasche Wasser mit Saft nach Wahl mischen (3⁄4 Wasser, 1⁄4 Saft)

Mittwoch

Käsesandwich mit Sprossen

2 mit etwas Butter und Meerrettich bestrichene Sandwichhälften mit Gouda und Salat belegen, mit süßem Paprikapulver und Sprossen bestreuen. Zuklappen, in Dreiecke schneiden, fertig!

Rote Stachelbeeren

Eine Hand voll rote Stachelbeeren mitgeben. Fertig!

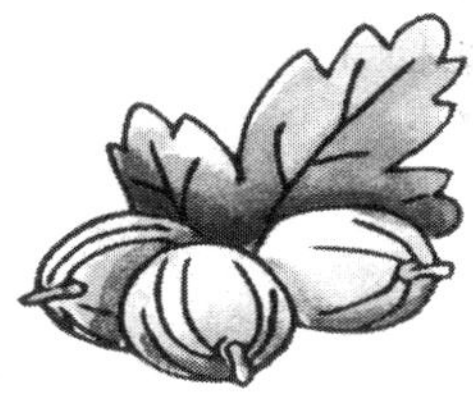

Bunter Gemüsespieß

Abwechselnd Gemüsestücke zum Beispiel Gurke, gelbe Paprika und rohe Zucchini auf einen Spieß stecken. Fertig!

Apfelschorle

1 große Flasche Wasser mit Saft mischen (3/4 Wasser, 1/4 Saft)

SNACK & DRINK-PREP:

Und zum Abend? Vielleicht ein Tabouleh mit Minze? Dieser Salat entstammt der libanesischen und syrischen Küche und wird gern als Beilage oder Zwischengericht serviert. Man verwendet entweder Bulgur oder Couscous als Basis; fügt glatte Petersilie, Pfefferminze, Schalotten (und Tomaten) hinzu und schmeckt mit Olivenöl, etwas Zitronensaft, Salz und Pfeffer ab. Dazu passt ein Dattel-Frischkäseaufstrich: Datteln mit Schmand im Mixer pürieren. Und wie immer etwas für morgen aufheben...Und als Getränk passt ein Minztee. Bitte mehr kochen für morgen und kalt werden lassen...

Donnerstag

Brot mit Dattel-Frischkäseauftsrich

2 Brote mit dem gestern Abend im Mixer püriertem Dattel-Schmand- Frischkäsemus bestreichen. Zuklappen, halbieren, fertig!

„Brot der Wüste" werden Datteln auch genannt. Ja, Datteln sind zuckerhaltig, aber alles andere als ungesund, denn Datteln enthalten die Vitamine A, B und C, Eisen, Kalium, Kalzium, Ballaststoffe und Proteine.

Ayran

Im Tetrapak à 0,25 L

Tomatentabouleh

Das Tabouleh (von gestern) mit kleingeschnittenen Tomaten vermischen. In ein Glas geben. Fertig! *Löffel mitgeben!*

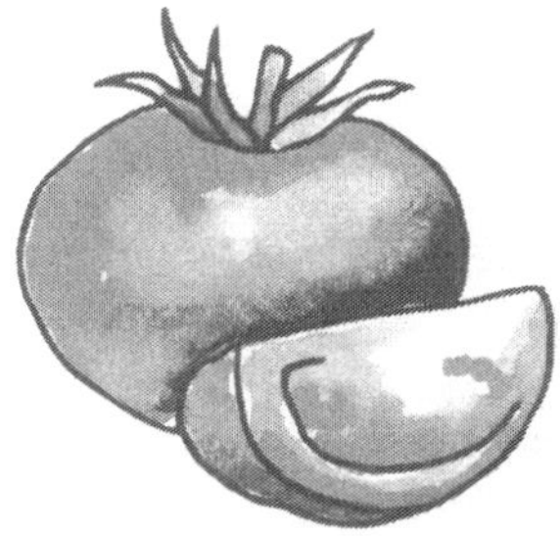

1 Isolierflasche kalter Minztee

Freitag

Croissant mit Ricotta und Erdbeeren

Croissant aufschneiden, mit Ricotta bestreichen und dünnen Erdbeerscheiben belegen, mit etwas Agavensirup beträufeln. Fertig!

Die Kulturhistoriker haben uns leider aller Legenden um die Entstehung des französischen Gebäcks beraubt. Aber eins ist sicher: der Name Croissant stammt von Croissant de lune, was auf deutsch „zunehmende Mondsichel" heißt.

Ananas-Smoothie

Kleingeschnittene Ananas mit Apfelsaft mixen. In Trinkbecher geben, Fertig!

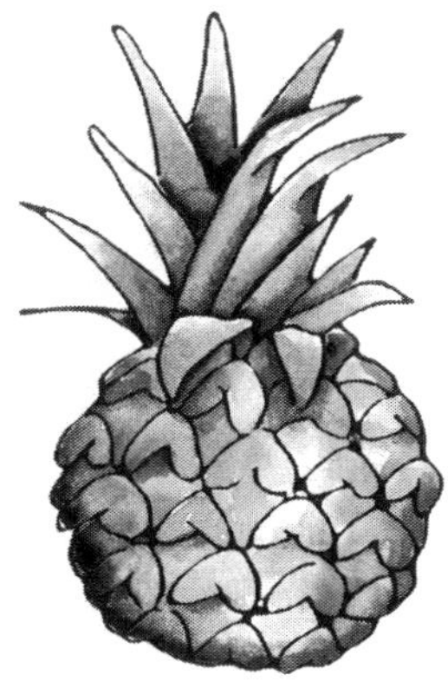

Melonen-Müsli-To-Go

Klein geschnittene Wassermelone mit Haferflocken und Rosinen mixen. Fertig! *Löffel mitgeben!*

Fruchtschorle

1 große Flasche Wasser mit Saft mischen (3/4 Wasser, 1/4 Saft)

SNACK-PREP:

Vielleicht ist schönes Wetter und ihr könnt grillen. Und wenn eine Bratwurst übrig bleibt...

WOCHE 4

MONTAG

Brot mit Bratwurst • griechischer Salat • Ganze Nektarine • Stilles Wasser

DIENSTAG

Käsebrot mit Lauchzwiebeln • Tomaten • Erdbeeren mit Milch • Vitaminwasser

MITTWOCH

Brot mit Bulette • Pikanter Blumenkohl-Mix • Banane • Sirupwasser

DONNERSTAG

Schinkenwurstbrot • Freilandgurke • Schwarze Johannisbeeren • Schorle

FREITAG

Spitzkohl-Wraps mit Körnern • Großer Apfel • Reisdrink • Kirschschorle

Montag

Brot mit Bratwurst, Ketchup und Senf

2 mit etwas Butter bestrichene Brotschreiben mit zwei Bratwursthälften belegen, mit Senf und Ketchup toppen. Zusammenklappen, halbieren, fertig!

Dieses Brot erinnert an das gemeinsam verbrachte Wochenende und an das Grillen auf Balkon oder im Garten.

Kleiner griechischer Salat

Gurken-, Tomate- und Paprikastückchen und Zwiebelringe mit Salz und Pfeffer würzen und mit Essig und Öl abschmecken. Schafskäse darüber bröseln, fertig.

1 Nektarine, ganz

Stilles Wasser

1 Flasche Stilles Wasser

SNACK-PREP:

Morgen gibt es eine leckere Eischnitte mit in die Schule. Am besten kochst du das Ei für morgen früh vor. Oder gleich mehrere, dann kannst du für den Abend z.B. Eier in Senfsauce mit Kartoffeln machen.

Dienstag

Käsebrot mit Lauchzwiebeln

2 mit etwas Butter bestrichene Brotscheiben mit Käse belegen, mit Lauchzwiebelringen bestreuen und etwas salzen. Zusammenklappen, halbieren, fertig!

Lauchzwiebeln werden auch Frühlingszwiebeln, Röhrenlauch oder Schlottenzwiebeln genannt. Am besten schmecken sie frisch aus heimischem Anbau, von April bis September.

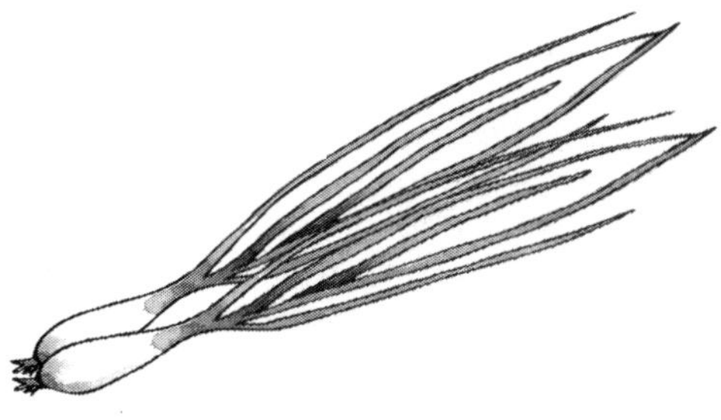

Kleine bunte Tomaten

Kleine Tomaten als Fingerfood

Erdbeeren mit Milch

Erdbeeren vierteln und mit Milch übergießen. Wer mag, mit etwas Honig süßen. *Löffel mitgeben!*

Erdbeer-Vitaminwasser

1 Flasche Wasser Medium mit ein paar ganzen Erdbeeren aufgießen, am Vorabend kaltstellen.

SNACK-PREP:

Im Juni gibt es den ersten Blumenkohl aus dem Freiland. Mach doch heute Abend einfach Kartoffeln und ein paar Buletten dazu. Kinder können gern helfen oder zumindest den frischen Blumenkohl beim Gemüsehändler um die Ecke einkaufen gehen.

Mittwoch

Brot mit Frikadelle vom Vorabend

2 mit etwas Butter bestrichene Brotschreiben mit Salat und Bulettenscheiben belegen, mit Senf und Ketchup toppen. Zusammenklappen, halbieren, fertig!

1 Banane

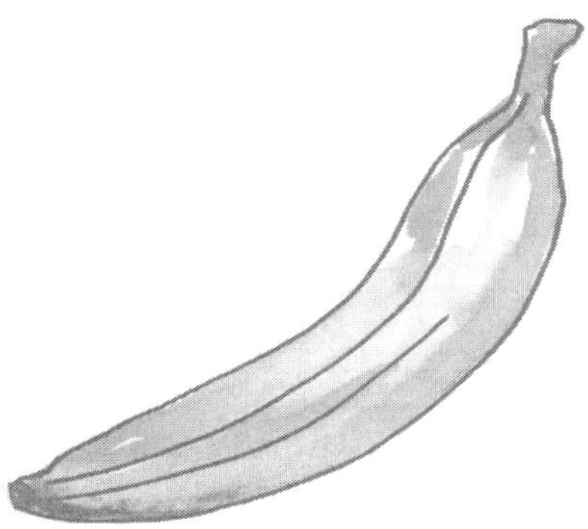

Sprudelwasser mit Sirup

1 Flasche Sprudelwasser mit Himbeersirup

Pikanter Blumenkohl-Mix

Die übrig gebliebenen Blumenkohlröschen mit gehackter Zwiebel mischen und mit Essig, Öl, Salz, Pfeffer und Muskat würzen; mit Schnittlauchröllchen und/oder gehackter Petersilie verfeinern.

Neben dem weißen Blumenkohl gibt es aus Italien und Frankreich auch bunte Sorten, wie grünen oder violetten Blumenkohl. Du kannst nicht nur die Röschen, sondern auch die grünen Blätter und die Strunke mitkochen und -essen.

Alternativ: *Butterbrot mit Gurkenscheiben, 2 Schinkenknacker und Käsewürfel mit Tomatenecken im Glas zubereiten. Gabel mitgeben!*

Donnerstag

Brot mit Schinkenwurst

2 mit etwas Butter bestrichene Brotscheiben mit Salat und dünnen Wurstscheiben belegen. Zusammenklappen, halbieren, fertig!

1 frische, grüne Freilandgurke

Gurke in Scheiben schneiden und mit Gewürzsalz verfeinern. In extra Folie verpacken. Fertig!

Schwarze Johannisbeeren mit Sahne und Zucker

Johannisbeeren mit Zucker und Sahne mischen, fertig. *Löffel mitgeben.*

Johannisbeeren sind nach dem Johannistag, dem 24. Juni, benannt. Um diese Zeit kann man nämlich die ersten Beeren ernten. Es gibt rote, schwarze und weiße Johannisbeeren. Die schwarze Johannisbeere hat den meisten Vitamin C-Gehalt. Er übersteigt den von Orangen um das 3,5-fache.

Apfelsaftschorle

1 große Flasche Wasser mit Saft mischen (¾ Wasser, ¼ Saft)

SNACK-PREP:

Morgen stehen leckere Wraps auf dem Plan. Diese kannst du schon heute Abend vorbereiten (s. Idee morgen), dann schmecken sie morgen noch besser und der Morgen ist nicht so stressig!

Freitag

2 Spitzkohl-Wraps

2 mit etwas Frischkäse bestrichene Wrapfladen mit knackigem Salat aus feinen Spitzkohlstreifen, Zwiebelringen, Apfelstückchen belegen, mit Kürbis- und Sonnenblumenkernen bestreuen. Mit einer Creme aus Joghurt, Zitronensaft, Senf, Honig und Ingwer verfeinern. Einrollen und einzeln in extra Folie verpacken.

Du kannst auch 3 Wraps machen und einen davon selbst essen! Man kann den Spitzkohl auch durch Weißkraut oder einfach Eisbergsalat ersetzen.

1 Apfel, ganz

zum Reinbeißen, mit Apfelentkerner Kerngehäuse entfernen

Kleiner Reisdrink

Tetrapak à 0,25 L mit Strohhalm.

Reisdrinks haben einen leicht süßlichen Geschmack, sind 100% pflanzlich und dazu laktose- und glutenfrei.

Kirschschorle

1 große Flasche Wasser mit Saft mischen (3/4 Wasser, 1/4 Saft)

SNACK-PREP:

Wie wäre es am Wochenende mit Möhrensalat als Gemüsebeilage? Geschälte Möhren raspeln, mit etwas Zwiebel, ein paar Rosinen und etwas Sesam vermischen, mit Öl, Essig und einer Prise Zucker abschmecken. Und bitte etwas für den Montag übrig lassen...

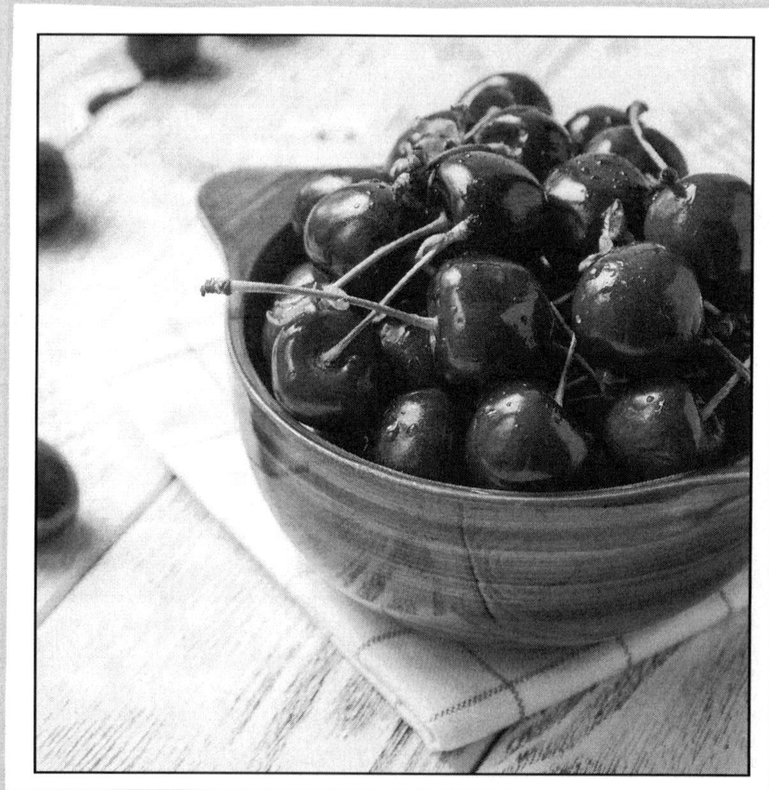

JULI

Wer noch keine Sommerferien hat, der Countdown läuft...

Das Schuljahr nähert sich seinem Ende mit großen Schritten.

Ist dir die Philosophie von Pausenbrot Reloaded fast spielerisch in Fleisch und Blut übergegangen? Sind deine zubereiteten Schulbrote bei den Schulfreunden deines Kindes heiß begehrt? In Sachen Pausenbrot vergeben wir dir eine glatte 1.

Lade doch Schulfreunde zum gemeinsamen Essen, z.B. nach zusammen erledigten Hausaufgaben ein. Vielleicht triffst du dich mit anderen Müttern, partizipierst von deren Ideen. Oder vielleicht übernimmt die/der eine oder andere Mutter/Vater mal einen Tag in der Woche das Schmieren der Pausenbrote am Morgen und du einen anderen Tag. **Arbeitsteilung, glückliche Kinder und entspanntere Eltern.**

Und was es im Monat Juli Neues gibt: **Kirschen, Kirschen. Kirschen...**

WOCHE 1

MONTAG

Thunfischbrot • Kleiner Möhrensalat mit Sesam • Rosinen-Ananas • Wasser

DIENSTAG

Schweizer-Brot • Gurken-Dill-Salat • Plattpfirsich • Kalter Apfel-Früchtetee

MITTWOCH

Gutsleberwurst-Brot • Gemüsebox • Ganze Erdnüsse • Minzwasser

DONNERSTAG

Doppeldecker-Sandwich • Brombeeren • Buttermilch-Shake • Sirupwasser

FREITAG

Vollkorn-Baguette • Spitzpaprika mit Schafskäse • Aprikosen / Wasser

Montag

Thunfischbrot

2 mit etwas Butter bestrichene Brotscheiben mit Salat, Thunfisch (aus der Dose) und dünnen Tomatenscheiben belegen, etwas pfeffern und salzen. Zuklappen, halbieren, fertig!

Kleiner Möhrensalat

Möhrensalat vom Wochenende mitgeben. Fertig! *Löffel mitgeben!*

Sesam ist reich an Mineralstoffen, wie Eisen, Kalzium, Zink und Vitaminen E und B sowie ungesättigten Fettsäuren und hat eine positive Wirkung auf Knochen, Herz und Immunabwehr.

Ananas mit Rosinen

Ananasstücke mit Rosinen bestreuen, in Folie verpacken. Fertig!

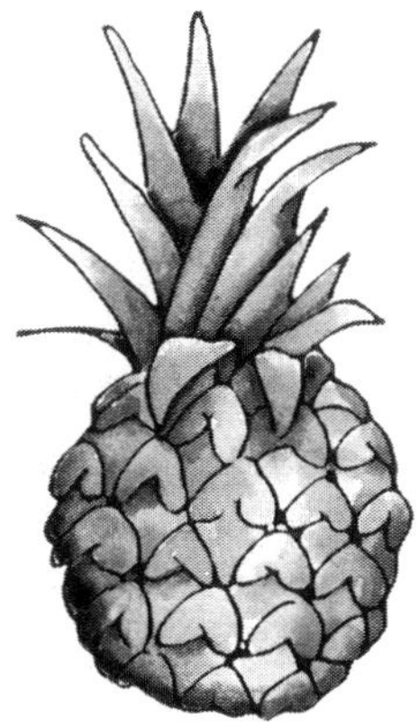

Wasser

1 große Flasche stilles Wasser

DRINK-PREP:

Den Früchtetee für morgen am Abend kochen, Teebeutel oder losen Tee herausnehmen und über Nacht kalt werden lassen.

Dienstag

Schweizer-Brot

2 mit etwas Butter und Senf bestrichene Brotscheiben mit Bündner Fleisch oder einfach rohem Schinken belegen. Mit dünn geschnittenen Gurkenscheiben und Schnittlauchröllchen verfeinern. Zuklappen, halbieren, fertig!

Kleiner Gurkensalat mit Dill

½ geraspelte Gurke mit Zwiebelwürfeln mischen, mit gehacktem Dill, Pfeffer und Salz verfeinern und mit einem Löffel Joghurt und einem Spritzer Essig verrühren.

2 Plattpfirsiche

Sie werden auch „Wildpfirsiche" genannt, haben einen intensiven Geschmack und matschen nicht so beim Reinbeißen.

Pfirsiche sind aromatisch süß und leicht säuerlich zugleich. Sie sind super für alles, was Kinder mögen: Desserts, Kuchen, Eis, Marmeladen, erfrischende Obstsalate oder auch Smoothies.

1 Isolierflasche kalter Apfel-Früchtetee

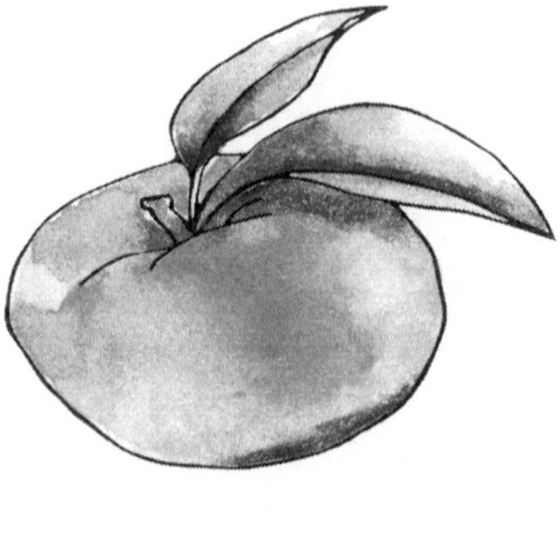

Mittwoch

Gutsleberwurst-Brot

2 mit etwas Butter und Leberwurst bestrichene Brotscheiben mit Salat belegen. Zuklappen, halbieren, fertig !

Eine Handvoll Erdnüsse

Nüsse enthalten zahlreiche Spurenelemente, Mineralstoffe, B- und E-Vitamine und ungesättigte Fettsäuren. Sie versorgen das Gehirn mit Energie, fördern die Konzentration und Lernfähigkeit und stärken die Nervenfunktion.

Gemüsebox

Kleine Cornichons, halbierte Radieschen und Stifte von Kohlrabi mit Gewürzsalz bestreuen. Fertig! Gabel oder *Löffel mitgeben!*

Wasser

1 große Flasche Wasser mit ein paar frischen Minzblättern

Durst entsteht, wenn unser Körper Wassermangel hat. Dann lassen Gehirnleistung und Konzentrationsfähigkeit nach. Also trinken, trinken, trinken, am besten bevor der Durst kommt...

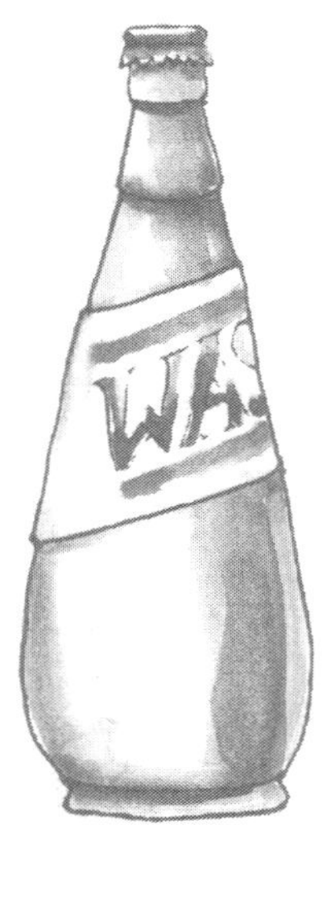

Donnerstag

Doppeldecker-Sandwich (3 Scheiben Vollkorntoast)

2 getoastete Scheiben Vollkorntoast mit Tomatenmark und Frischkäse bestreichen, die 1. mit Kochschinken und die 2. mit Havarti-Käse belegen, jeweils mit Zwiebel, einem Spritzer Ketchup und hauchdünnen sauren Gurkenscheiben garnieren. Mit der 3. getoasteten Toastscheibe zuklappen. Den Turm schräg in zwei Dreiecke halbieren. Fertig.

Brombeeren

Brombeeren waschen und in eine extra Box mitgeben, fertig!

Buttermilch Shake

Eine handelsübliche 0,5 L Plastik-Flasche öffnen und die Milch mit Agavensirup süßen, shaken! *So schmeckt auch Buttermilch!*

Maracuja-Wasser

1 große Flasche Wasser mit Sprudel und einem Spritzer Maracuja-Sirup mischen.

SNACK-PREP:

Vielleicht hast du ja heute Abend Lust auf einen griechischen Salat mit Tomaten, Gurken, Zwiebeln, Schafskäse und Spitzpaprika. Füll doch nebenbei eine Spitzpaprika pro Kind mit einem Schäfskäsestreifen für den Schul-Snack morgen.

Freitag

Vollkornbaguette mit Frischkäse und Schinken

2 mit Frischkäse bestrichene Baguettehälften mit Salat, dünnen grünen Gurkenscheiben und dem Geflügelschinken belegen, mit Schnittlauch bestreuen. Fertig!

1-2 Aprikosen

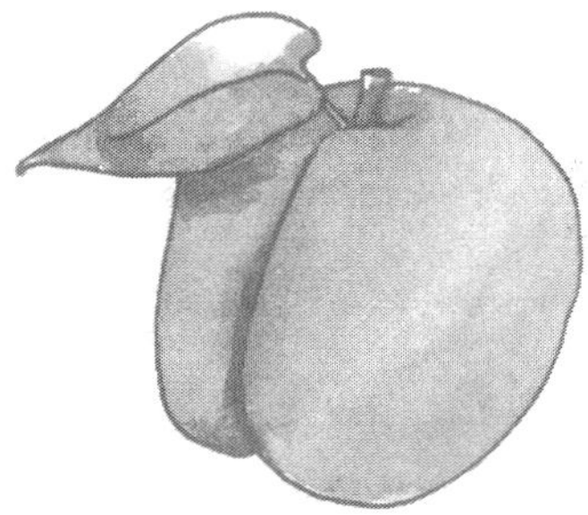

Spitzpaprika mit Schafskäse

Spitzpaprika von den Kernen befreien, ein längliches Stück Schafskäse mit Tomatensalz würzen und vorsichtig in die Paprika füllen. In Folie verpacken. Fertig!

Wasser

1 große Flasche stilles Wasser mit einem Spritzer Limettensaft

SNACK-PREP:

Hast du Lust, am Wochenende einen neuen leckeren Brotbelag auszuprobieren, zum Beispiel Erbsenmus? Dazu gefrostete Erbsen mit Avocado, etwas gehackter Zwiebel und Petersilie mischen und mit Cumin, Salz, Pfeffer und Zitronensaft abschmecken. Alles mit der Gabel zerdrücken oder kurz im Mixer zu einem cremigen Mus verarbeiten.

WOCHE 2

MONTAG

Erbsenmus-Brot • Grüne Gurke • Sauerkirschen mit Honigjoghurt • Wasser

DIENSTAG

Ricotta-Kirschen-Brot • Käse-Schinken-Röllchen • Aprikosen • Blütentee

MITTWOCH

Käse-Brot mit süßem Senf • Pfirsichstückchen • Studentenfutter • Wasser

DONNERSTAG

Sandwich mit Omelette • Ochsenherz-Tomate-Käse • Sojamilch • Wasser

FREITAG

Frischkäse-Baguette • Galiamelone mit Schinken • Nüsse • Wasser

Montag

Erbsenmus-Brot

2 mit dem Erbsenmus bestrichene Brotscheiben mit Salat und dünnen Tomatenscheiben belegen. Zuklappen, halbieren, fertig!

Sauerkirschen mit Joghurt

entkernte Sauerkirschen mit Honig süßen und mit etwas Joghurt vermengen. Fertig! *Löffel mitgeben!*

Sauerkirschen sind reich an Vitamin C, Eisen, Zink, Folsäure und Magnesium. Jetzt in der Sommerzeit hat man sie natürlich frisch, aber auch gefrostet schmecken Sauerkirschen im Winter wie gerade geerntet.

Grüne Gurke

Gurke in dicke Scheiben schneiden, etwas salzen. In extra Folie verpacken. Fertig!

Wasser

1 große Flasche Wasser mit Kirschsaft (¾ Wasser, ¼ Saft)

DRINK-PREP:

Den Lindenblütentee für morgen am Abend kochen, Teebeutel oder losen Tee herausnehmen und über Nacht kalt werden lassen.

Dienstag

Ricotta-Kirschen-Brot

2 mit Ricotta bestrichene Brotscheiben mit ausgepulten Kirschen belegen und mit einem Spritzer Agavensirup toppen. Zuklappen, fertig !

Je größer der Anteil „vollen Korns" im Brot, desto mehr Vitamine, Mineral- und Ballaststoffe sind drin und umso gesünder ist das Brot.

2 Käse-Schinken-Röllchen

Jeweils eine Scheibe Käse und eine dünne Scheibe gekochten Schinken aufeinander legen und einrollen. Mit einem Zahnstocher fest stecken oder in extra Folie einpacken.

2 ganze Aprikosen

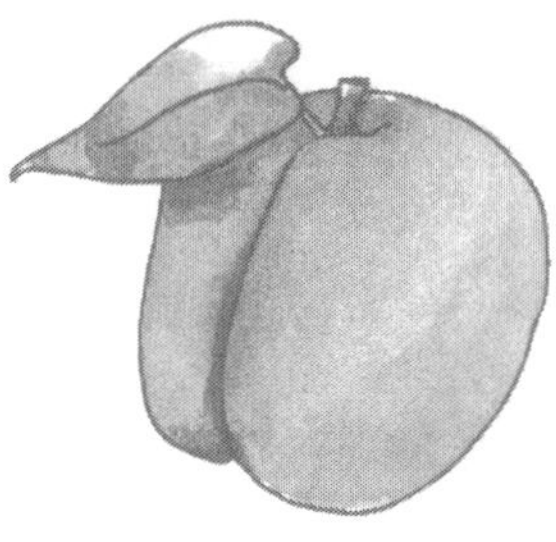

Wasser

Wer mag, mit etwas Honig süßen.

TIPP:

Wenn du eine Linde in der Nähe hast, kannst du die Blüten für den Tee mit deinem Kind zusammen pflücken!

Mittwoch

Käse-Brot mit süßem Senf

2 mit Butter und etwas süßem Senf bestrichene Brotscheiben mit dünnen Apfel- und Camembertscheiben belegen. Fertig!

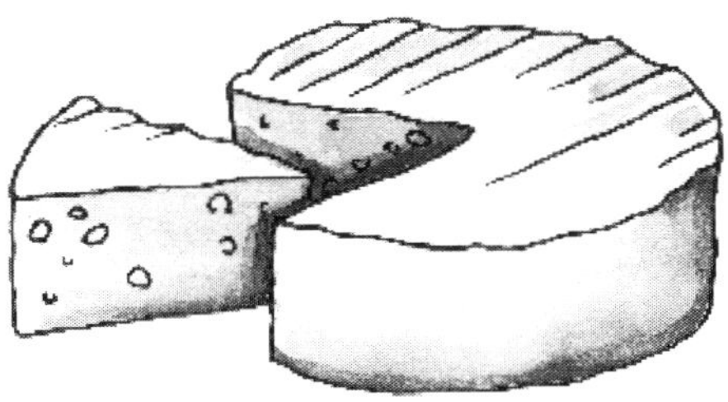

Pfirsichstückchen

Pfirsich in Stücke schneiden und Mandelstifte darüber streuen. Fertig! *Gabel mitgeben!*

1 Tüte Studentenfutter

zum Teilen mit Freunden.

Limetten-Wasser

1 große Flasche Wasser mit ein paar Spritzern Limettensaft

SNACK-PREP:

Wie wäre es heute Abend mit Omelett mit Speck und Salat? Und wie immer...

Donnerstag

Omelette-Sandwich mit Speck und Schnittlauch

2 mit Butter bestrichene Brotscheiben - am besten quadratisches Kastenbrot - mit Salat und dem Omelette von gestern belegen, mit Schnittlauch bestreuen. Fertig!

1 Ochsenherz-Tomate und 1 „Stange" Käse

Ochsenherztomate in Viertel schneiden, in Folie packen. Fertig!

Dazu eine fingerdicke Stange Käse, z.B. Gouda, mitgeben.

Es gibt über 1.000 verschiedene Sorten Tomaten, z.B. Cocktail-, Kirsch-, Fleisch, Flaschen- oder die normale Rundtomate, um nur ein paar zu nennen. Das Ochsenherz ist eine im Geschmack saftige und süße Tomate, die sich auch für Salate und Tomatenbrot gut eignet.

Sojamilch Schoko

Im Tetrapak à 0,25 L mit Strohhalm

Wasser

1 große Flasche stilles Wasser mit einem Spritzer Zitronensaft

Freitag

Frischkäse-Baguette

2 mit Frischkäse bestrichene Baguettehälften mit Salat und Tomatenscheiben belegen, mit Gewürzsalz verfeinern. Fertig!

Galiamelone mit Schinken

Melonenstückchen und Schinkenröllchen auf kleine Holzspieße aufziehen. Fertig! In extra Folie verpacken.

Weltweit soll es mehr als 700 verschiedene Melonensorten geben. Man unterscheidet zwischen Wassermelonen und Zuckermelonen. Beide zählen zur Familie der Kürbisse und sind damit eigentlich gar keine Früchte.

Handvoll Nüsse nach Wahl

Wasser

1 große Flasche stilles Wasser

SNACK & DRINK PREP:

Milchreis (mit Obst) steht auf dem Plan, natürlich selbst gekochter. Wenn etwas übrig bleibt, eignet sich der Milchreis gut zum Mitnehmen in die Schule am nächsten Tag. Den Minztee für morgen am Abend kochen, Teebeutel oder losen Tee herausnehmen und über Nacht kalt werden lassen.

WOCHE 3

MONTAG

Brotwürfel mit Kapern • Knacker • Haferflocken-Bananen-Milch-Snack • Kalter Tee

DIENSTAG

Salamibrot • Gewürzgurke • Obstmus mit Chiapudding • Sprudelwasser

MITTWOCH

Brot mit Ziegenkäse und Honig • Würstchen • Charentais-Melone • Wasser

DONNERSTAG

Avocado-Feta-Brot • Naturjoghurt mit Sommerbeeren • Maiskolben • Schorle

FREITAG

Håndmad mit vegetarischem Schnitzel • Hirtenkäse-Wassermelonen-Basilikum-Mix • Pflaumen • Minzwasser

Montag

Bunte Ciabatta-Würfel

Brot in 1 cm dicke Würfel schneiden, mit gehackter roter Zwiebel, kleinen Tomatenstückchen, sauren Gurken-und Käsewürfeln, ein paar Kapern und Olivenöl mixen. Mit Pfeffer und Salz würzen. Fertig! *Es passen auch Petersilie, verschiedene Salate, grüne Gurke, Paprika oder Senfgurke. Was also noch so im Kühlschrank ist.*

Der Mix macht nicht mehr Arbeit als normale Stullen zu schmieren. Man kann dazu auch altbackenes Brot noch gut verwenden.

2 Rindsknacker zum Reinbeißen

Haferflocken-Bananen-Milch-Snack

Haferflocken und Bananenstückchen mit Milch aufgießen und mit einem Löffel Honig toppen. Fertig! *Löffel mitgeben!*

... oder der Milchreis vom Wochenende, zum Beispiel mit Zucker, Zimt und Pfirsichstückchen.

1 Isolierflasche Kalter Pfefferminztee

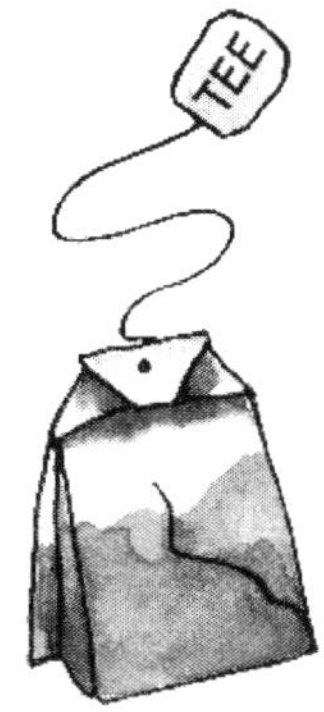

Dienstag

Salamibrot mit Gewürzgurke

2 mit Butter bestrichene Brotscheiben mit Salat, Salami- und dünnen sauren Gurkenscheiben belegen. Zusammenklappen, halbieren, fertig!

1 große Gewürzgurke extra im Ganzen

Wasser

1 große Flasche Sprudelwasser Medium

Obstmus mit Chiapudding

(am Vorabend machen!)

pürierte Erdbeeren mit etwas Milch und einem Teelöffel Chiasamen vermengen. Der Samen quillt und wird dickflüssig wie Pudding. Fertig! *Löffel mitgeben!*

Ihr könnt auch anderes weiches Obst nehmen, zum Beispiel Melone, Himbeeren oder Heidelbeeren.

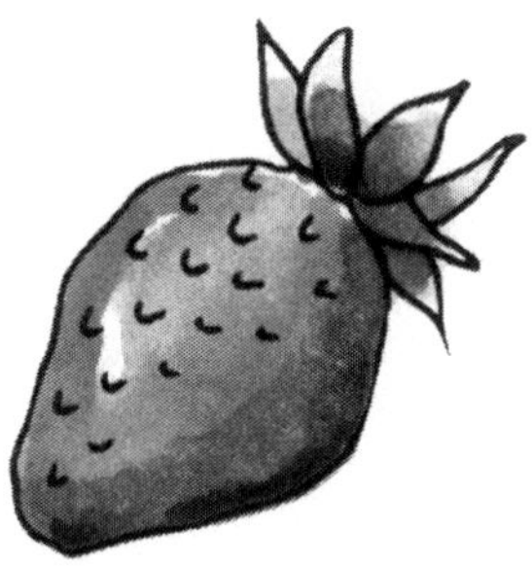

TIPP:

Schon die Maya sollen den Chia-Samen als energiereiche Nahrung gekannt haben. Sie können große Mengen an Flüssigkeit aufnehmen und speichern. Legt man die Samen in Wasser ein, vervielfachen sie ihr Volumen um bis zu das 10-fache. Neben großen Mengen an Eiweiß und Eisen, enthalten Chia auch Omega-3-Fettsäuren und Antioxidantien.

Mittwoch

Brot mit Ziegenkäse und Honig

2 mit Butter bestrichene Brotscheiben mit Salat, Ziegenkäse und hauchdünnen Melonenscheiben belegen, mit Honig verfeinern. Zuklappen, halbieren, fertig!

Honig entsteht, wenn Bienen den Nektar von Blütenpflanzen mit ihrem Rüssel aufnehmen, dann mit körpereigenen Stoffen anreichern und diesen danach in den Waben speichern. Ganz schön kompliziert! Ein großer Dank an die fleißigen Bienen! Kauft doch mal Honig von einem Imker aus eurer Region. Es lohnt sich!

1-2 Wiener Würstchen

Charentais-Melone

Melonenstücke mit Kürbiskernen bestreuen. Fertig! Gabel oder Löffel mitgeben.

Die Charentais-Melone wird vor allem in Frankreich in der Nähe der Stadt Cavaillon angebaut. In Südfrankreich gilt sie als Königin der Melonen.

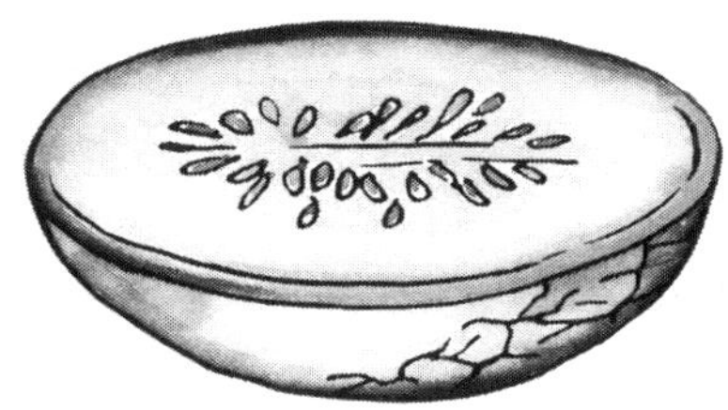

Wasser

1 große Flasche stilles Wasser

Donnerstag

Avocado-Feta-Brot

2 mit Butter bestrichene Brotscheiben mit Salat und dem Mix aus Avocado und Feta-Schafskäse, Olivenöl und einem Spritzer Zitrone bestreichen, mit Pfeffer und Salz würzen. Fertig!

Naturjoghurt mit Him- oder Heidelbeeren

Joghurt mit Him- oder Heidelbeeren mixen, mit Ahornsirup verfeinern. Fertig. *Löffel mitgeben.*

Zucker-Maiskolben, ganz

Gesund, lecker, frisch! Wie von Kindern in früheren Zeiten vom Feldrain „gepflückt", in den Sommerferien.

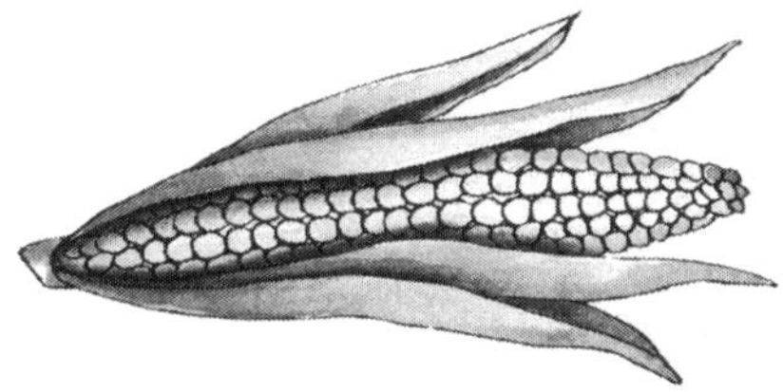

Apfelschorle

1 große Flasche Wasser mit Saft mischen (3⁄4 Wasser, 1⁄4 Saft)

SNACK-PREP:

Wie wäre es mit einem Feta-Wassermelonen-Basilikumsalat und vegetarischem Schnitzel? Und wie immer…

Freitag

Håndmad mit Remoulade

2 mit Butter und Remoulade bestrichene Brotscheiben mit Salat, vegetarischem Schnitzel und sauren Gurkenscheiben belegen. Zuklappen, fertig!

Smørrebrød ist ein üppig belegtes Butterbrot und wird in Dänemark traditionell zum Mittagessen verzehrt. Das Besondere dabei ist, dass es mit Messer und Gabel gegessen wird. Dies liegt am reichhaltigen Belag. Ist das Brot weniger reich belegt, kann es mit der Hand gegessen werden und heißt dann „Håndmad".

Hirtenkäse-Wassermelonen-Basilikum-Mix

einfach Glas aus dem Kühlschrank nehmen. *Gabel mitgeben!*

1 Handvoll Pflaumen

Wasser

1 große Flasche Wasser mit ein paar frischen Minzblättern

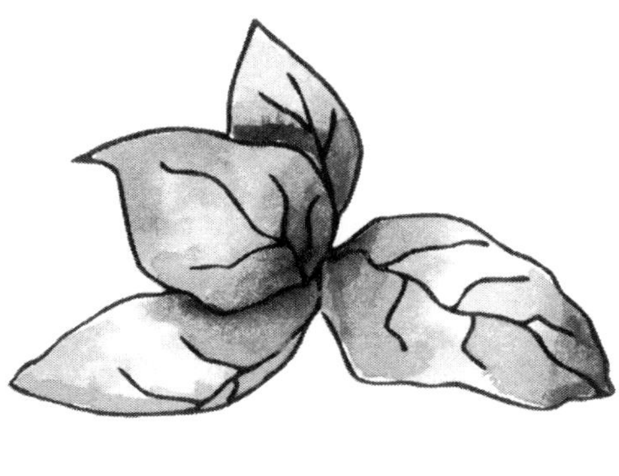

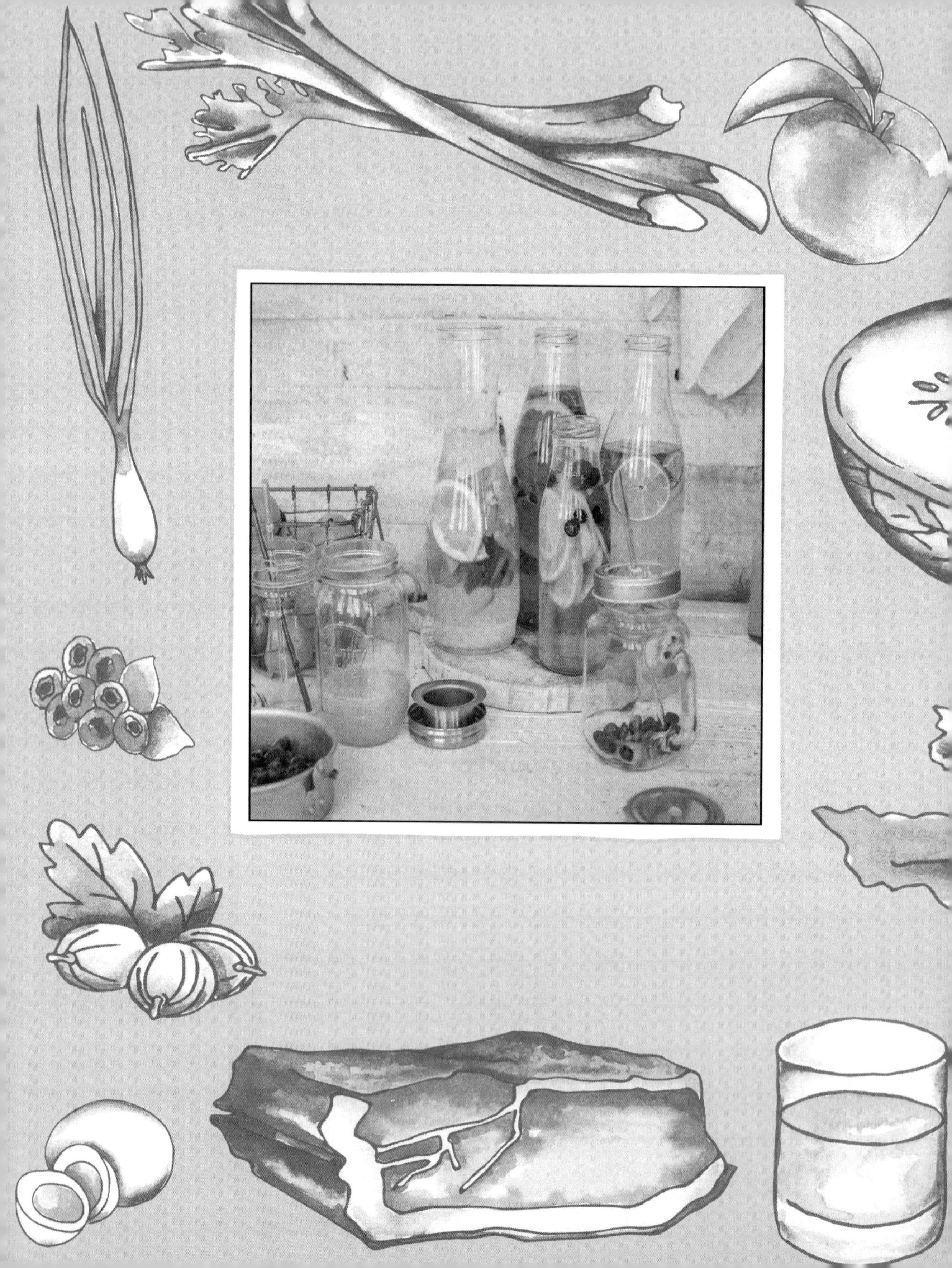

Bonus: Sechs Best Infused Water

Mehr Rezepte findest Du auch in unserem neuen Buch.

Neuerscheinung April 2019!

Die 60 ultimativen Fruit Infused Water Rezepte

für die ganze Familie !

... mit Mama-Specials zum Abnehmen!

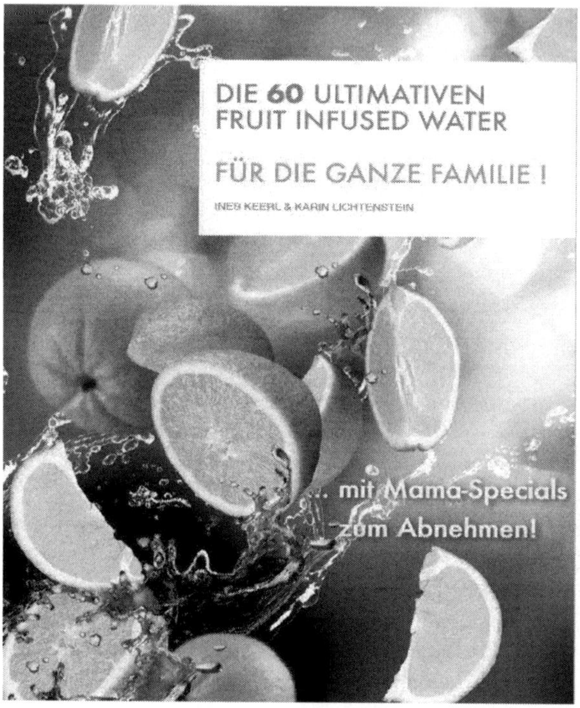

6 Best Infused Water Rezepte

Trinken ist wichtiger als Essen. Das wissen wir alle und trotzdem trinken wir meist erst dann, wenn wir Durst haben. Vielleicht weil wir „pures" Wasser wegen seines neutralen Geschmacks nicht so gerne mögen? Oder, weil wir das Trinken einfach vergessen?

Dem wollen wir mit unseren Vitaminwassern abhelfen. Probiere unsere sechs Rezepte mit Obst, Kräutern, Gemüsen und Gewürzen einfach mal aus! Trink Vitamine, genieße die wunderbaren Aromen! So lecker kann Wasser schmecken!

Mit Vitaminwasser trinkst du „Gesundheit", kurbelst deinen Stoffwechsel an, hältst deinen Geist und Körper leistungsfähig, entschlackst und vieles mehr.

Bring „Farbe" ins Wasser! Trink dich gesund! Trink dich schlank! Und vor allem, trink genug!

Schwarzer Prinz

Schwarze Johannisbeere - Pfefferminz – Wasser

Zugegeben, die Johannisbeere sieht dramatisch aus im Glas. Ihr Geschmack ist aber eher subtil und erfrischend und der hohe Vitamin C-Gehalt der Beere ist einfach ein Hit.

Zutaten (für 1 Liter)

ca. 20 schwarze Johannisbeeren
(können bei Bedarf auch leicht zerdrückt werden)

5 Pfefferminzblätter

1 L Wasser

Zubereitung (5 Minuten)

Alles in eine Karaffe füllen und im Kühlschrank mindestens für drei Stunden, am besten aber über Nacht, ziehen lassen!

Bonjour Kinder-Pastis

Fenchel – Apfel – Zitronen – Wasser

Der leichte Geschmack von süssem Anis im Fenchel, gepaart mit dem Apfelgeschmack ist eine wunderbare Erinnerung an den letzten Sommerurlaub in Frankreich.

Zutaten (für 1 Liter)

½ Apfel in Spalten

5 Scheiben Fenchel

Saft einer halben Zitrone

1 L Wasser

Zubereitung (5 Minuten)

Alles in eine Karaffe füllen und im Kühlschrank mindestens für drei Stunden, am besten aber über Nacht, ziehen lassen!

Bitter Thym

Grapefruit-Thymian-Wasser

Ein Klassiker, wenn es auf den Herbst zugeht.

Zutaten (für 1 Liter)

6 Scheiben Grapefruit (ohne weiße Haut)

2 Stängel Thymian

1 L Wasser

Zubereitung (5 Minuten)

Alles in eine Karaffe füllen und im Kühlschrank mindestens für drei Stunden, am besten aber über Nacht, ziehen lassen!

Rotes Tropfenwasser

Granatapfel-Birnen-Zimt-Wasser

Granatpafel liefert das wichtige Vitamin C, die Birnen die Süße und der Zimt den Vorgeschmack auf die kommende Weihnachtszeit.

Zutaten (für 1 Liter)

1 Birne in Spalten

½ Granatapfel (Kern und Saft)

1 Zimtstange

Zubereitung (5 Minuten)

Alles in eine Karaffe füllen und im Kühlschrank mindestens für drei Stunden, am besten aber über Nacht, ziehen lassen!

Land des Lächelns

Pak Choi-Zitronengras-Kaffirblätter-Wasser

Vielleicht machst du zum Abendeessen einmal gebratenen Pak-Choi mit Zitronengras, Hühnchen und Reis. Dazu gleich das passende Infused Water für den nächsten Tag.

Zutaten (für 1 Liter)

4 Pak Choi Blätter

2 Stiele Zitronengras

2 Kaffirblätter

1 L Wasser

Zubereitung (5 Minuten)

Wasser kochen und das Zitronengras und die Kafirblätter übergiessen, kalt werden lassen und die Pak Choi Blätter hinzugeben.

Alles in eine Karaffe füllen und im Kühlschrank mindestens für drei Stunden, am besten aber über Nacht, ziehen lassen!

Sweet Hot

Ananas - Jalapeño – Wasser

Wer es gerne etwas schärfer mag, sollte dieses erfrischende Infused Water ausprobieren.

Zutaten (für 1 Liter)

3 Scheiben Ananas

½ Jalapeño

1 L Wasser

Zubereitung (5 Minuten)

Ananasscheiben kleinschneiden. Wer es nicht so scharf mag, die Kerne aus den Jalapeños entfernen. Alles in eine Karaffe füllen und im Kühlschrank mindestens zwei Stunden kalt stellen.

Fazit

Das Pausenbrot ist viel mehr als eine Schnitte. Es ist ein Stück Liebe und Geborgenheit von Zuhause, die du deinem Kind in die Schule mitgeben kannst, und bietet eine gute Grundlage, den Schultag mit der nötigen Energie zu leben. Und zwar bis zu 4.800 Mal im Schulleben deines Kindes.

Abwechslungsreiche Pausenbrote, Food Packages und Snack Preps zu machen, sind keine Hexerei. Sei kreativ, probiere es aus! Am besten schon heute! Und nutze diesen „Baustein" zur gesunden Ernährung deiner Kinder!

Wie geht's weiter?

Hol dir weitere Unterstützung, um die besten **FOOD PACKAGES** und **SNACK PREPS** zuzubereiten. Am besten mit unserem/unseren

- **leckeren MEAL-PREPS für dein Sommerpicknick mit der Familie und Freunden in die Natur, mit unserer Special Edition Sammelkarte - Sommerzeit – Picknick mit Kühltasche**
- **Exklusiven eBook „12 einfache Lösungen" wie du mit deiner Familie einen entspannteren Morgen verbringen kannst**
- **Mal-Sheets für die Kleinen, mit Illustrationen aus der Buchreihe Pausenbrot Reloaded zum Ausmalen, Ausschneiden und Sammeln.**
- **weiteren leckeren Lunchbox-Rezepten**
- **hilfreichen Produktempfehlungen für Pausenbrote**
- **und vieles mehr...**

Hier erhältst Du kostenlosen Zugang zu den Ressourcen. Hol sie dir direkt jetzt:

http://bit.ly/bonus-buch4

Wir empfehlen PAUSENBROT ZUBEHÖR:

Nützliche Helfer für die einfache, schnelle, und unkomplizierte Küche und für beste FOOD PACKAGES und SNACKPREP-IDEEN, von uns für euch empfohlen.

https://mydayreloaded.de/shop2

Die Pausenbrot Reloaded Reihe ist Teil des Online Magazins mydayreloaded.de, dass sich der „Zeit des Pausenbrotes“ widmet. Dem Zeitfenster im Leben einer Frau, das mit der Geburt eines Kindes beginnt und eigentlich nicht mehr aufhört.

Verpasst keinen Blogeintrag rund um die Themen

- Kids and Food
- Simply Me
- Time Hacks
- Dreaming

und gehe auf https://mydayreloaded.de

Wenn du noch weitere Fragen zum Buch hast, dich mit Gleichgesinnten austauschen möchtest, Unterstützung brauchst und mit uns in Kontakt treten möchtest – wir antworten dir persönlich in der Facebookgruppe. Geh auf http://bit.ly/pr-fb-gruppe und werde Teil der täglich wachsenden My Day Reloaded Community.

Die Buchreihe

Hier findest Du die Übersicht unserer **Pausenbrot Reloaded Reihe** rund ums Schuljahr mit über insgesamt 700 Inspirationen aus der kalten Küche für die **Schule und Kita (und auch fürs Büro)**:

BUCH NR. 1

Goodbye langweilige und halbaufgegessene Brotboxen. Unser Planner bietet für jeden Schultag gesunde und abwechslungsreiche Pausenbrotsnacks rund ums Brot, Obst, Gemüse, Salaten, Milch- und Milchersatzprodukten, Desserts, Shakes und mehr – saisonal und selbstgemacht, preiswert und lecker. Happy FOOD PACKAGES und lucky SNACK-PREPS für Euch!

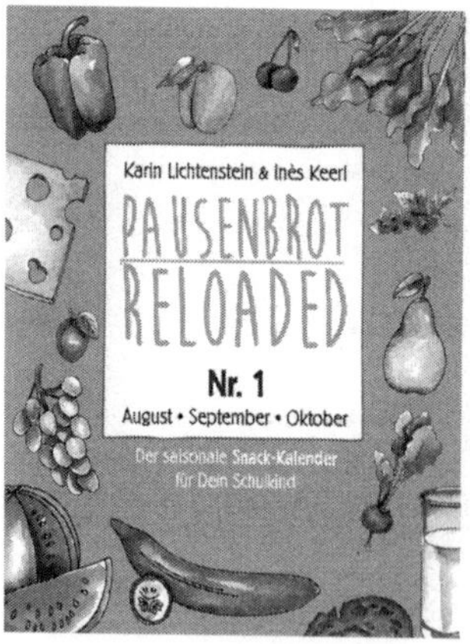

BUCH NR. 2

Lunchbox 4.0 – Wie du dein Kind mit abwechslungs-reichen Food Packages und MEAL PREPS in der Schule begeistern wirst! Schnelle Meal Prep Rezepte für die Schulpause – leckere, saisonale und gesunde Snacks zum Vorbereiten und Mitnehmen – November, Dezember, Januar – inkl. Weihnachtsplätzchen.

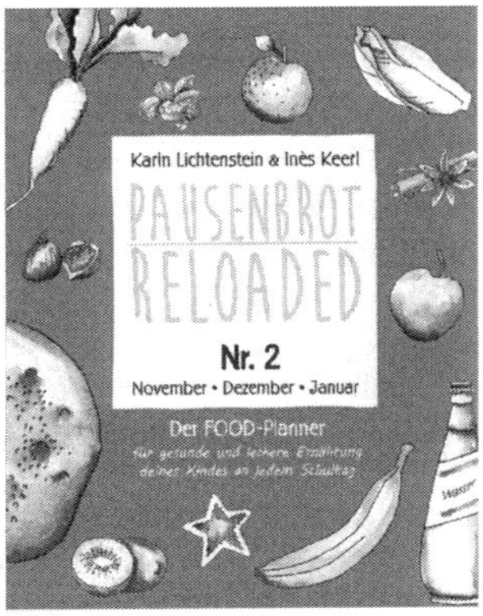

BUCH NR. 3

Die besten LunchBag Ideen für kleine und große ABC-Schützen. Für dein gesundes Schulkind – Jeden Tag ein schnelles, leckeres und saisonales Rezept für ausgewogene Pausensnacks – Februar – März – April – inkl. Mama-Ratgeber – Mama – Frau-Ich.

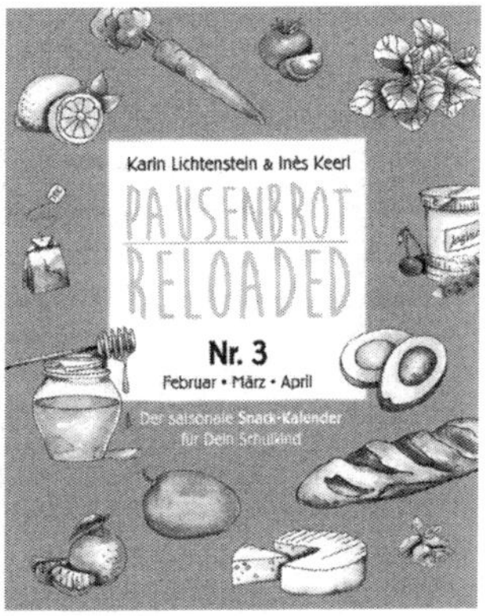

MALBUCH 1

Obst und Gemüse für Mädchen und Jungen ab 3 Jahre - 20 fröhliche Motive zum Ausmalen mit farbigen Vorlagen inkl. Kreativseiten zum spielerischen Vermitteln ausgewogener Ernährung

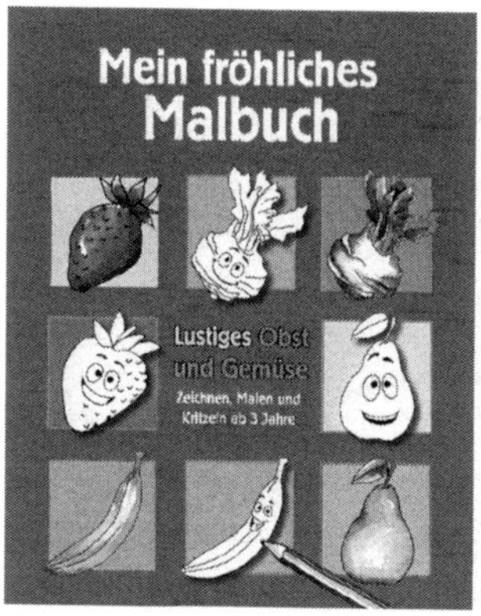

MALBUCH 2

Freche Früchte, gesundes Gemüse und mehr - für Mädchen und Jungen ab 3 Jahre - 20 Motive mit farbigen Vorlagen und Kreativseiten zum Malen für zu Hause und im Kindergarten

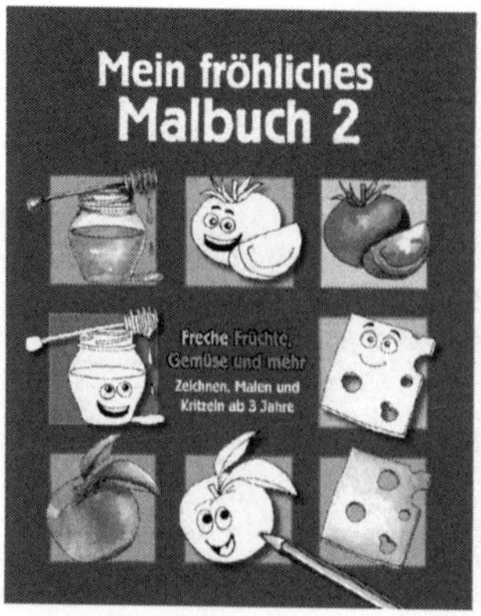

Über die Autoren

Inès Keerl

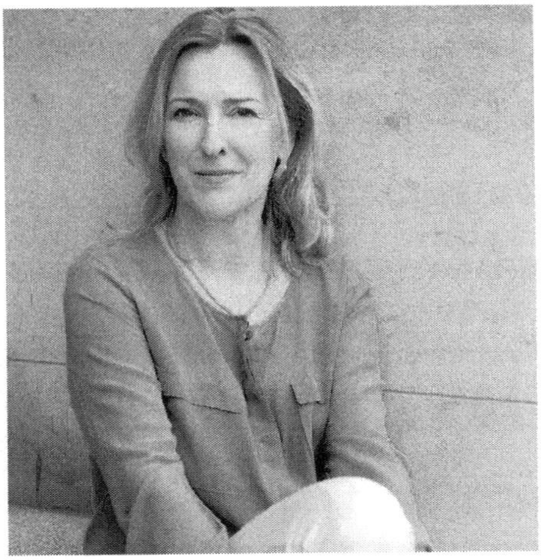

Nach ihrem Abschluss zur Diplom-Kauffrau und neun Jahren Unternehmensberatung, hat sie 1997 einen Berufswechsel vorgenommen, wurde Drehbuchautorin und arbeitet seitdem als Autorin und Dramaturgin. Zu ihren Arbeiten zählen z.B. Folgen der Soko L.E., das Weihnachtsmärchen „Die sechs Schwäne" (ZDF) und viele Kinder- und Jugendserien (www.ineskeerl.com).

Im Buchbereich hat sie für das Kindermagazin „Macius" gearbeitet, Bilderbücher zu „Fibie" geschrieben und gemeinsam mit Karin Lichtenstein das Kochbuch „Kleine Sterne-Köche- das europäische Kinderkochbuch" herausgegeben. Sie ist Mutter eines Sohnes. Gemeinsam mit Karin bloggt sie auf www.mydayreloaded.de.

Karin Lichtenstein

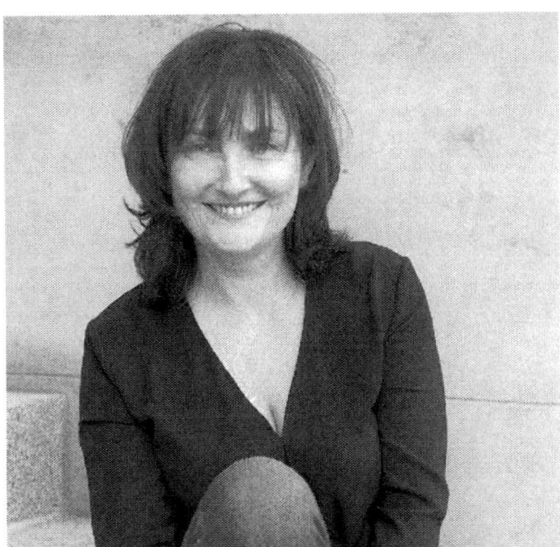

Karin Lichtenstein ist seit vielen Jahren in Marketing und Vertrieb tätig. Sie ist verheiratet und Mutter eines Sohnes. 2008 erschienen die „Kleinen Sterne-Köche - das europäische Kinder-kochbuch", das sie gemeinsam mit Inès herausgegeben hat. Karin beschäftigt sich seit vielen Jahren mit Ernährung, unserem gesellschaftlichen Umgang mit Lebensmitteln und dessen Auswirkungen. Sie ist seither überzeugte Vegetarierin. Tierschutz und ein Stopp der derzeitigen industrialisierten Massentierhaltung sind Thema und Gegenstand ihres Engagements. Ernährung spielt in diesem Zusammenhang für sie seit langem eine große Rolle, da sie fest davon überzeugt ist, dass Gesundheit und Nahrung einfach zusammen gehören. Gemeinsam mit Inès bloggt sie auf www.mydayreloaded.de.

Website: www.mydayreloaded.de

Facebook: www.facebook.com/mydayreloaded/

Printed in Poland
by Amazon Fulfillment
Poland Sp. z o.o., Wrocław

75279212R50060